KNAUR
BALANCE

DOMINIK BARKOW

mit Dr. Katharina Kessel

UNBEWEGLICH WAR GESTERN

Mobility-Training von Kopf bis Fuß

KNAUR BALANCE

Die in diesem Buch vorgestellten Übungen wurden vom Autor und vom Verlag sorgfältig geprüft und haben sich in der Praxis bewährt. Da jeder Mensch für sich besonders ist, können wir allerdings Ergebnisse nicht garantieren. Der Verlag und der Autor schließen jegliche Haftung für Gesundheits- und Personenschäden aus.

Besuchen Sie uns im Internet:
www.knaur-balance.de

Die Verlagsgruppe Droemer Knaur hat sich zu einer nachhaltigen Buchproduktion verpflichtet. Gemeinsam mit unseren Partnern und Lieferanten setzen wir uns für eine klimaneutrale Buchproduktion ein, die den Erwerb von Klimazertifikaten zur Kompensation des CO_2-Ausstoßes einschließt. Weitere Informationen finden Sie unter www.klimaneutralerverlag.de

FSC www.fsc.org MIX Papier | Fördert gute Waldnutzung FSC® C018236

Originalausgabe Dezember 2023

Ein Imprint der Verlagsgruppe Droemer Knaur GmbH & Co. KG, München

Text: Alexandra Bauer (textwerk, München)
Wissenschaftliche Mitarbeit: Dr. Katharina Kessel
Covergestaltung: Thierry Wijnberg
Coverabbildung: Christian Kaufmann
Abbildungen im Innenteil: Alle Übungsfotos von Christian Kaufmann, S. 51 Jan Harenberg.
Weitere Fotos von Getty Images: S. 33 AndreyPopov, S. 55 Francesco Vaninetti Photo, S. 59 Jamie Grill, S. 59 Kobus Louw, S. 87 antikainen, S. 101 markos86, S. 111 fizkes, S. 125 Marcus Lund, S. 134 Catherine Delahaye, S. 160 ClarkandCompany, S. 170 Andrija Nikolic.
Illustrationen von le-tex publishing services, Leipzig unter Verwendung von Martial Red/Shutterstock.com
Satz und Layout: Adobe InDesign im Verlag
Druck und Bindung: Drukarnia Dimograf Sp. z o.o., Bielsko-Biała
ISBN 978-3-426-67635-6

6 5 4 3

Für meine Kinder Tilo und Nela,
deren natürliche Art, mit Euphorie und Neugier
Bewegung zu erforschen,
mich täglich fasziniert und inspiriert.

INHALT

Teil II: Einfach beweglich – das Mobility-Programm 58

GESUNDHEIT OHNE COACHING – KAUM MEHR MÖGLICH

»Alles ist schwer, bevor es leicht wird.«
Moslik Saadi

»Gesundheitsprävention« – wie sich das schon anhört: nach Krankheit, nach Alter und Gebrechen. Weder sexy noch dynamisch, erfolgreich oder sportlich. Aber das ist eben die Krux mit unserer Gesundheit: Wer langfristig profitieren will, muss sich kurzfristig bemühen. Oder andersherum: Wer erst mal bequem lebt und das Sofa dem Work-out vorzieht, dem geht es momentan vielleicht besser, in Zukunft wahrscheinlich aber eher schlechter. Eine im wahrsten Sinne des Wortes unbequeme Wahrheit – wie der persische Dichter Moslik Saadi bereits im 13. Jahrhundert wusste.

Dieses Bewusstsein scheint sich im Laufe der Zeit allerdings verflüchtigt zu haben, denn auch das deutsche Gesundheitswesen investiert herzlich wenig in die Prävention, was kein Wunder ist, fährt es damit zunächst keine Gewinne ein. Obwohl wir im internationalen Vergleich eine sehr gute gesundheitliche Versorgung haben – wir stecken auch Unsummen dort hinein –, so ist unser System doch fast rein kurativ und nicht präventiv unterwegs. Was bedeutet, uns wird in der Regel erst eine Behandlung zuteil, wenn wir schon krank sind oder ein Gebrechen haben. Dabei ist die beste Krankheit ja eigentlich die, die man gar nicht erst bekommt. Während man das in der freien Wirtschaft schon längst verstanden hat – zum Beispiel, indem die Gesundheit der Mitarbeiter mit höhenverstellbaren Schreibtischen und vergünstigten Fitnessangeboten gefördert wird –, ist es im öffentlichen Dienst erfahrungsgemäß etwa erst möglich, einen solchen Schreibtisch zu bekommen, wenn man einen Bandscheibenvorfall nachweisen kann.

Auch das in unserer Gesellschaft mittlerweile tief verankerte Mindset »Zeit ist Geld«, das uns die Industrialisierung beschert hat, hilft nicht unbedingt bei der Umsetzung von gesundheitsfördernden Konzepten weiter. Und so wird es vom Arbeitgeber meist nicht geschätzt, falls man während seiner Arbeitszeit beispielsweise laufen geht oder ein Nickerchen macht.

Eigentlich sehr schade, denn ein Spaziergang nach dem Essen beispielsweise wirkt sich nachweislich positiv auf die Gesundheit aus. Dafür bleibt aber angesichts der Arbeitszeiterfassung per Stechuhr keine Muße. Wer sich solche Auszeiten dennoch nimmt, erhält gesellschaftlich leider nicht die Anerkennung, die er dafür verdient, sondern wird eher als »Faulenzer« tituliert. Dabei dürfen wir nicht vergessen, dass wir Freizeit überhaupt erst seit der Industrialisierung kennen, weil Industrieherren wie Henry Ford irgendwann entschieden haben, dass Arbeiter und Arbeiterinnen ja auch Zeit brauchen, ihr sauer verdientes Geld auszugeben, um damit die Wirtschaft anzukurbeln. Wenn wir also den Samstag fürs Shopping verwenden und am Wochenende abends ausgehen, leisten wir vor allem unserer Konsum»pflicht« Genüge, tun aber wenig für unsere Gesundheit.

Selbst wenn wir bei solchen Unternehmungen Zerstreuung finden, verhindert diese Form der Ablenkung häufig, dass wir uns mit unserem Körper so beschäftigen, wie er es braucht und verdient hat. Die damit verbundene *Fear of Missing Out* (FOMO) – die Angst, außen vor zu bleiben – stellt für viele Menschen zudem eine Hürde in ihrer individuellen Gesundheitsfürsorge dar: Und so entscheiden wir uns nicht gemäß unserer biologischen Uhr, pünktlich nach Hause und früh genug ins Bett zu gehen, sondern bleiben meist so lange am Bürostuhl kleben, bis auch wirklich der letzte Vorgesetzte gegangen ist.

Tatsächlich ist hier die Frage berechtigt, ob oder inwiefern man in einem System, das Menschen krank macht, selbst für seine Gesundheit verantwortlich ist. Noch dazu haben wir eine Obrigkeitshörigkeit entwickelt und gehen automatisch davon aus, dass ein Fremder, ein Arzt oder eine Ärztin, ein Physiotherapeut oder eine Physiotherapeutin et cetera besser über unseren Körper Bescheid wüsste als wir selbst. Lieber verlassen wir uns auf vermeintliche Expertenmeinungen und enden deshalb öfter irgendwann einmal unnötigerweise auf dem OP-Tisch oder werden als »austherapiert« von jeglichen weiteren medizinisch-therapeutischen Maßnahmen ausgeschlossen. Nicht selten verlassen chronische Schmerzpatienten die Arztpraxis mit einem Rezept für Antidepressiva.

Ein Blick über die Grenzen, hier beispielsweise nach Schweden, zeigt, dass es auch anders gehen kann: Auf dem Campus des Karolinska-Instituts – eine der größten und angesehensten medizinischen Universitäten in Europa – befindet sich etwa ein Fitnessstudio, das zur Mittagszeit rege frequentiert ist und das man zu vergünstigten Konditionen besuchen kann. Die Zeit dafür wird jedem Mitarbeiter zugestanden, ebenso wie der Aufenthalt draußen im Winter, um eine ausreichende Dosis Tageslicht zu tanken. Und nicht zu vergessen: die »Fika«, die obligatorische Kaffeepause gegen 14 Uhr, der sich niemand, aber auch wirklich niemand entziehen darf. Wenn man da mit einem deutschen Arbeitsethos groß geworden ist, fühlt es sich geradezu verboten an, einfach so am helllichten Tag eine halbe Stunde mit Socializing und Kaffeetrinken zu verbringen. Zwar sind auch in unserem Arbeitsrecht Pausen vorgeschrieben, eine derartige Einrichtung beziehungsweise Akzeptanz für Freizeit, menschliche Bedürfnisse, für Bewegung und Gesundheitsfürsorge hinsichtlich der Mitarbeiter findet man jedoch beispielsweise an keiner deutschen Uniklinik. Falls auch dort hinsichtlich des Mitarbeiterumgangs und der Arbeitszeiten nicht bald etwas passiert, wird es immer weniger Ärzte und Pflegepersonal geben, die sich diesem Stress aussetzen wollen, was zuletzt die ohnehin schon spärlich bemessenen individuellen Gesundheitsleistungen der Krankenkassen reduzieren wird.

Bereits heute dauert eine Standard-Physiotherapieanwendung lediglich zwanzig Minuten. Die kann man als Selbstzahler zwar verlängern, allzu häufig wird sie auf Wunsch des Patienten oder der Patientin aber in eine Massage verwandelt. Der das Physio-Rezept verschreibende Orthopäde hat genauso wenig Zeit: oft nur sechs Minuten pro Patient. Derweil ist er in diesem Mini-Zeitslot selbst schon so gestresst, dass er weder Zeit hat, umfänglich zuzuhören, noch sinnvolle und ganzheitliche Therapieansätze oder gar -konzepte mit dem Patienten auszuarbeiten und sie ihm zu vermitteln. Vielleicht werden die Patienten deswegen lieber mit Schmerzmitteln oder Massagen abgespeist. Anleitung zur Bewegung? Fehlanzeige.

Wer also wird den Menschen helfen, Empfehlungen für ihre Gesundheit umzusetzen? Die einschlägigen Zukunftsreporte schreiben 2023, dass Angebote für individuelle Gesundheits-Coachings unter anderem deshalb immer notwendiger und auch populärer werden: Die Menschen wollen und müssen sich selbst um ihre Gesundheit kümmern – in Bewegung kommen, sich besser ernähren, schlafen und mit Stress umgehen lernen. Nicht zuletzt ist es aufgrund der Coronapandemie für viele auch einfacher geworden, solche Angebote wahrzunehmen, weil sie meist online stattfinden. Und selbst wenn eine individuelle Betreuung etwas kostet, so zahlt sich diese kleine Investition am Ende aus.

Ausgestattet mit gesunden Routinen und vor allem einem Gefühl der Selbstwirksamkeit, ermöglicht ein Gesundheits-Coaching wie beispielsweise das unsrige von MyBodyMind, auch im stressigen Alltag für das eigene Wohlbefinden zu sorgen und gegebenenfalls die Reißleine zu ziehen - etwa indem eine Auszeit den Überstunden vorgezogen wird.

Stöbert man durch die sozialen Netzwerke und hört man sich in seinem Bekanntenkreis um, fällt vor allem eines auf: Immer mehr hinterfragen unseren durchgetakteten Arbeitsalltag, und von den Millennials wünscht sich wirklich niemand eine Vierzigstundenwoche. Einstellungsgespräche drehen sich immer auch um die Work-Life-Balance, junge Menschen möchten nicht mehr pendeln, und Unternehmen müssen Remote-Arbeiten und Extras anbieten, um im großen Fachkräftemangel noch Akquise betreiben zu können. Dahinter steht natürlich der Wunsch, sich seine Zeit selbst einteilen zu können, nicht zuletzt auch, um mehr Gesundheit zu leben. Jeder wünscht sich einen *Magic Morning,* möchte dafür aber nicht unbedingt im Halbdunklen um halb sechs aufstehen, um seine Meditation und Bewegung noch vor sieben Uhr erledigt zu haben und dann brav am Schreibtisch zu sitzen. Viele Influencer aus der neuen Wellnessbewegung berichten sogar, dass sie gar keine festen Termine mehr vor elf Uhr ausmachen, um eben genau für diese Dinge Zeit zu haben.

Großer Beliebtheit erfreuen sich auch frei verfügbare Labortests, erspart man sich doch so den lästigen Gang zum Arzt oder das lange Warten auf einen Termin in einer Facharztpraxis. Zudem kann man Parameter testen lassen, die bei einem Hausarzt oft schwer durchzusetzen sind. Erstens werden sie von den Krankenkassen nicht übernommen, und zweitens ist der Durchschnittsarzt oft nicht mit solchen Parametern vertraut beziehungsweise sind sie häufig nicht in den Leitlinien enthalten und werden daher kaum empfohlen. In der Regel dauert es auch zehn bis fünfzehn Jahre, bis wissenschaftliche Studien in den Arztpraxen ankommen und den Patienten vorgeschlagen werden.

Hat der Laie nun seinen frei verfügbaren Test erhalten, merkt er jedoch recht schnell, dass er damit wenig anfangen kann und Unterstützung bei der Interpretation der Werte braucht. Auch hier kommen wieder die Gesundheitscoaches ins Spiel: So haben wir uns bei MyBodyMind zu einem Blick über den Tellerrand verpflichtet und prüfen täglich die wissenschaftliche Relevanz von Laborwerten und Supplementierungen.

Coaches, die sich für Gesundheit einsetzen, werden also immer populärer und ersetzen mittlerweile für so manchen den Besuch beim Arzt oder Physiotherapeuten. So entwickeln Coaches heute Signature-Programme oder Übungen, auf deren Basis sie einem Millionenpublikum helfen können. Oft sind die Programme für ältere oder weniger fitte Menschen genauso anwendbar wie für ambitionierte Hobbyathleten und Leistungssportler. Und hier befindet sich höchstwahrscheinlich auch der Knackpunkt der Fit- und Wellnessindustrie: Sie hat in der Vergangenheit einen eher schlechten Job gemacht und nicht alle Menschen dort abgeholt, wo sie sind, sondern durch hauptsächlich optische Zurschaustellung von vermeintlicher Fitness und Gesundheit die Latte für die Fitness-Muggel viel zu hoch gehängt. Nicht nur, dass Fitness und Gesundheit sich – bis auf zum Beispiel starkes Übergewicht – nicht am Äußeren ablesen lassen, wurde missverstanden, sondern es gab auch in Wording und Kommunikation verbreitetes *Fat Shaming.* Viele Menschen, die eigentlich dringend betreute Sportprogramme bräuchten, scheuen den ersten Schritt ins Fitnessstudio, weil sie glauben, nicht schön, dünn oder stark genug zu sein. Als wären dies Sporteinrichtungen, die man nur mit einer optischen Aufnahmeprüfung betreten dürfte. Hinzu kommt, dass viele, bevor sie überhaupt irgendeinen Sport gefahrlos betreiben können, erst mal bei den Basics beginnen müssen. Diese Basics könnte eigentlich eine gut durchdachte Physiotherapie leisten oder auch ein Personal Coaching im Format eines Präventionskurses. Das aber kostet die Krankenkassen Geld und ist in den üblichen sechs Physio-Einheiten keineswegs zu schaffen.

Auch im MyBodyMind-Coaching treffen wir regelmäßig Menschen, die entweder schon eine lange Reise durch alle Instanzen des Gesundheitssystems hinter sich haben oder aufgrund ihrer vermeintlich unspezifischen Beschwerden abgewiesen wurden. Deshalb setzen wir bei MyBodyMind vor allem darauf, zu erklären, wie Schmerzen entstehen, sodass sich die Coachees im eigenen Leben auf die Suche machen können. Nicht unbedingt, um Ursachen zu finden, sondern um ins Handeln zu kommen und nach vorn zu schauen. Denn *Motion is lotion! – Use it or lose it!*

PS: Was genau hinter diesen beiden letzten Sätzen steckt, erfahrt ihr im Laufe dieses Buches. Wir – das sind übrigens Dr. Katharina Kessel und ich, Dominik Barkow – begleiten euch durch die folgenden Seiten und wünschen euch viel Spaß dabei! Ausprobieren lohnt sich!

PPS: Falls dem einen oder anderen ein Test oder eine Übung nicht gleich von der Hand – oder dem Fuß – geht: Ihr findet bei einigen Tests und Übungen auch QR-Codes, die euch direkt zu verschiedenen Videos mit Anleitungen oder zu weiterführenden Programmen leiten.

VOM SCHMERZPATIENTEN ZUM GESUNDHEITSCOACH

Die meisten Leserinnen und Leser kennen mich vermutlich aus irgendeinem Video von Instagram, YouTube oder aus meinem Podcast als gesunden, beweglichen und fröhlichen jungen Mann. Das stimmt natürlich auch erst einmal: Ich kann, ohne rot zu werden, behaupten, dass ich heute mit 37 Jahren so beweglich und gesund bin wie noch nie zuvor in meinem Leben.

Doch das war nicht immer so, auch wenn ich meine Kindheit größtenteils sportlich zubrachte: Meine Mutter steckte mich schon früh ins Kinderturnen, und mein Vater begeisterte mich und meinen Bruder als Sportlehrer für Fuß- und Basketball. Und so verbrachte ich meine Jugend hauptsächlich mit der Mannschaftssportart Basketball, hatte jedoch bereits als Teenager mit kleineren gesundheitlichen Einschränkungen zu kämpfen.

Angefangen hatte damals alles mit Schmerzen an den Schienbeininnenkanten, die auf eine Fehlstellung der Füße durch jahrelanges Tragen von Schuheinlagen zurückzuführen waren. Ich hatte den klassischen Knick-Senk-Spreizfuß nicht trainiert, sondern mich auf Anraten der Ärzte für die bequeme Variante des Symptomunterdrückers aus Kork entschieden, der zwar kurzfristig für Abhilfe sorgte, meine Füße langfristig aber immer schwächer werden ließ. Gleichzeitig traf ich auf einen Orthopäden, der mir recht uncharmant ein – wie ich heute weiß – waschechtes Nocebo mit auf den Weg gab: Die Schienbeine würden ja wirklich schlimm aussehen, und Basketball könnte ich für die nächsten sechs Monate total vergessen. Jetzt wären Massagen angesagt!

Für einen ambitionierten Freizeitsportler wie mich, dessen Großteil des Freundeskreises im Basketball verankert war und dessen Zeithorizont sich nur auf die nächsten Tage erstreckte, kam die Diagnose einer Hiobsbotschaft gleich. Immer schon lösungsorientiert, entwickelte ich aber aus der Not eine Tugend und versuchte, meine fehlende Bewegung mit Krafttraining zu kompensieren, woran ich schnell Gefallen fand. Allerdings gingen damit weder meine Schienbeinschmerzen weg, noch konnte ich verhindern, dass sich Knieschmerzen dazugesellten. Aber zumindest konnte ich so in Bewegung bleiben, und das Pumpen verschaffte mir als dualem Studenten nicht nur einen schönen Ausgleich zum passiven Alltag, sondern streichelte auch noch mein Ego obgleich der ansehnlichen Resultate.

Apropos dualer Studiengang: Während andere Studenten in den Semesterferien jobbten, absolvierte ich eine Ausbildung in einer Bank, wo mich zwar die Aussicht auf eine gut bezahlte Festanstellung lockte, die Arbeit selbst mir aber keinen Spaß machte. Abgesehen von der Doppelbelastung, versuchte ich obendrein, mir etwas Geld mit Onlineshop-Verkäufen zu verdienen. Genauso optimiert, wie ich unter der Woche unterwegs war, so stringent und durchdacht war auch meine Ernährung, die hauptsächlich auf Bodybuilding und Masseaufbau ausgelegt war und mich von früh bis spät mit kiloweisem Magerquark – damals noch mit wenigen Fetten und großen Mahlzeiten – versorgte. Nachdem ich zum Glück immer noch einen großen Freundeskreis hatte, brach ich an nahezu fast jedem Wochenende aus meinem starren Korsett aus und »erholte« mich in den regionalen Klubs: Alkoholkonsum vom Feinsten gehörte da natürlich mit zum guten Ton ...

Natürlich wurden auch nach Studienende und mit Eintritt ins Berufsleben meine nunmehr chronischen und starken Knieschmerzen – ich konnte nicht einmal mehr die Treppen runtergehen – keineswegs besser, ganz im Gegenteil: Von heute auf morgen plagten mich zusätzlich unsägliche Nackenschmerzen, und zwar Tag und Nacht. Mein Ärztemarathon begann: Vom Orthopäden, der röntgte und MRTs durchführen ließ, über Dutzende Physiotherapeuten, Osteopathen, Chiropraktiker bis hin zu Heilpraktikern & Co. sahen leider alle die Lösung nur darin, mir kostspielige Nahrungsergänzungsmittel, Tabletten oder Salben zu verordnen. Hat es was gebracht? Nein, ganz im Gegenteil: Ich war total frustriert. Scheinbar konnte mir niemand helfen, meine Schmerzen in den Griff zu bekommen.

Die Angst, nie wieder schmerzfrei zu werden, breitete sich allmählich in mir aus. Dabei möchte ich den gerade genannten Berufsgruppen ihre Fachexpertise keinesfalls aberkennen, dennoch hätte mir der Ratschlag, meine Lebensweise zu überdenken, sicherlich etwas geholfen. In Selbstmitleid zerfließend, kamen zu allem Übel drückende Schmerzen im Bauchraum und ein ständig geblähter Bauch hinzu.

Und dreimal dürft ihr raten, was als Nächstes passierte ... Ich begab mich auf einen weiteren Ärztemarathon: Vom Gastroenterologen über den Allgemeinmediziner bis hin zum Heilpraktiker und zu wundersamen Alternativtherapien war alles dabei. Aber auch hier Fehlanzeige. Zwar wurden nach und nach Diagnosen gestellt wie Reizdarm, Laktoseintoleranz,

Fruktoseintoleranz, Histaminunverträglichkeit et cetera, aber eine eindeutige Antwort auf meine Probleme konnte mir niemand geben. Hinzu kamen Begleitsymptome wie Müdigkeit und meine Angst weiter verstärkender Schwindel – und schließlich wanderten die Nackenschmerzen auch noch in die Schultern. Bis dato hatte ich immerhin weiter Kraftsport betrieben, aber das war mit Schulterschmerzen nun nicht mehr möglich. Nach diversen MRTs bekam ich dann mit Mitte zwanzig zu hören, ich solle mich nun endlich damit abfinden, dass ich auch nicht mehr der Jüngste sei – und Krafttraining pures Gift. Autsch!

Dass ich immer energieloser wurde, erklärt sich da ganz von selbst. Meine damalige Freundin und heutige Ehefrau, die diese Jahre mit mir durchgestanden hat und sich um mich sorgte, verhalf mir schließlich zu einer Therapie beim Psychologen. Leider war ich demgegenüber nicht aufgeschlossen genug – die Schmerzen waren ja körperlicher Natur, was sollten mir da Gespräche nutzen? –, sodass der Herr nicht an mich herankam und die Therapie nicht anschlug.

Da war ich also: Mitte zwanzig, eine wundervolle Familie, eine tolle Frau, einen großen Freundeskreis, das Studium in der Tasche, einen festen Job, von Natur aus sportlich. Aber unglücklich und krank.

Wie ich damals auf Yoga stieß, weiß ich heute nicht mehr genau, aber in meiner Verzweiflung suchte ich eine rein aus Frauen mittleren Alters bestehende Yogagruppe auf. Und mir wurde schlagartig bewusst, wie wenig ich meine Beweglichkeit bis dahin in den Vordergrund gestellt hatte. Auch wenn mir das Setting nicht gefiel, so erkannte ich sofort, was zu tun war: Ich musste sie deutlich verbessern. Vielleicht war das ja der Schlüssel zu einem schmerzfreien, gesunden Körper?

In dieser Zeit überredete mich auch ein guter Freund in einem buddhistischen Zentrum, mal eine Stunde lang zu meditieren. Hier die nächste Offenbarung: Scheinbar war ich weder in der Lage, sechzig Minuten meinen Geist im Zaum zu halten – was in etwa so wäre, als würde man als Couch-Potato zum Trainingseinstieg mit einem *Strongest Man Contest* beginnen –, noch konnte ich meine Gedanken länger als sechzig Sekunden fokussieren. Eine zweite Baustelle war gefunden und hatte das Rad ins Rollen gebracht.

Neugierig informierte ich mich im Internet und stieß auf die *Movement Culture,* die gerade aus den USA zu uns herübergeschwappt war. Während ich bewunderte, wie der Bewegungstrainer Ido Portal seinen Körper geschmeidig und kraftvoll in nahezu unwirkliche Bewegungsmuster überführen konnte und der Physiotherapeut Dr. Kelly Starrett mich die ersten

Biomechanik-Ansätze lehrte, beschloss ich, nicht nur alles über Bewegung aufzusaugen, sondern stolperte dabei erstmals über den Begriff »Mobility«. Anscheinend konnte man hiermit den Körper analytisch auseinandernehmen und jedes Gelenk auf seine Funktionalität hin testen. Im deutschsprachigen Raum gab es damals nur eine Handvoll Experten, die aber suchte ich allesamt auf und lernte in Coachings von ihnen, wobei sich mir immer mehr Schwachstellen offenbarten.

Und so begann ich, mir nach und nach die Anatomie des Körpers beizubringen, verschlang Unmengen an Literatur über neue Bewegungsansätze, myofasziale Ketten, Neurologie, intakte Immunsysteme, Darmgesundheit, Chronobiologie, Atmung, Schlaf, Nervensystem und so weiter.

Langsam, aber sicher wurde mein Körper immer beweglicher und gesünder. Ich löste mich von Fitnessgeräten und Turnhallen und experimentierte mit meinem Körper. Ich brachte mir bei, Studien zu lesen und zu deuten, absolvierte Fortbildungen, fing an, mich mit der Mechanik des Körpers zu befassen, und entdeckte weitere Bewegungsansätze, die detailverliebt (Augen, Zunge, Finger) oder explorativ *(Bodyweight Training, MovNat* oder *Animal Flows)* waren. Ich verknüpfte mich mit anderen Trainern, Coaches und Ärzten. Und siehe da: In einem schleichenden Prozess wurde ich nicht nur beweglicher, sondern es verbesserten sich auch meine Schmerzen: Ich konnte wieder schwimmen, laufen und mit dem eigenen Körpergewicht trainieren, obwohl sich die Schmerzen an anderer Stelle noch nicht komplett verflüchtigt hatten. Aber ich merkte, wie mir die neu gewonnene Beweglichkeit Türen öffnete und ich die wieder funktionalen Gelenke in komplexere Bewegungen überführen konnte.

Natürlich blieben die Veränderungen meinem Umfeld nicht verborgen. Ich fing an, mein Wissen zu teilen. Erst mit Freunden, dann mit Freundesfreunden und schließlich mit Menschen, die ich noch nie zuvor gesehen hatte. Da mir nicht die Bewegung allein geholfen hatte, sondern ein ganzheitliches Verständnis von Körper und Geist, versuchte ich, die ebenso wichtigen Erkenntnisse über Entspannung, Regeneration, Atmung, Meditation und so weiter weiterzugeben. Dabei beobachtete ich früh, dass Bewegung als Heilungsform zwar gesellschaftlich akzeptiert wurde, alle anderen Ansätze jedoch gern in die Esoterikecke abgeschoben wurden. Um all meine Erkenntnisse zu untermauern, behalf ich mich der Wissenschaft und konnte so die ersten Zweifler überzeugen, nachhaltig einen ganzheitlichen Körper-Geist-Ansatz in ihren Lebensstil zu integrieren.

Meinen damaligen gut bezahlten Bürojob bei einem großen DAX-Konzern gab ich schließlich auf und widmete mich der Mission, anderen Menschen mein Wissen zu vermitteln – und das mache ich auch heute noch mit viel Leidenschaft und Spaß. Das MyBodyMind-Konzept, das ich in der Folge kreierte, zielt darauf ab, Menschen ganzheitlich zu betrachten und sie dabei zu unterstützen, ihr Leben in allen gesundheitlich relevanten Teilbereichen selbst in die Hand zu nehmen. Wenig überraschend arbeiten wir dabei nie an den Symptomen, sondern an allem drum herum.

»Wir«, das bedeutet meine freien Mitarbeiter und ich, weil die Nachfrage nach unseren Coaching-Angeboten mittlerweile so gestiegen ist, dass ich mit absoluten Experten aus den verschiedensten Teilbereichen zusammenarbeiten darf. Aus diesem Grund gibt mit mir eben auch Dr. Katharina Kessel ihr Wissen in diesem Buch weiter, denn es braucht Informationen aus allen gesundheitlichen Teilbereichen, um Schmerzen verstehen und behandeln zu können. Ich behaupte nicht, Schmerzen verschwinden lassen zu können, aber ich bin der festen Überzeugung, dass die meisten durch einen Wandel ihres Lebensstils viel mehr erreichen können, als ihnen bewusst ist. Das zeigt nicht nur meine eigene Geschichte, sondern auch der Erfolg Hunderter anderer meiner Coachees, die Ähnliches wie ich hatten durchleiden müssen.

Sicher kannst auch du mit Mobility-Training deine Probleme lösen – vermutlich nicht alle, aber wie heißt es doch so schön auf Englisch? *You have to start somewhere.* Und deine Beweglichkeit zu verbessern und mit einem neuen Körperbewusstsein zu beginnen, halte ich keineswegs für einen schlechten Start. Also: Lasst uns loslegen!

TEIL I: GUT ZU WISSEN

ALLES RUND UM MOBILITY

WARUM WIR UNBEWEGLICH WERDEN

IST ES WIRKLICH DAS ALTER?

»Sie sind ja auch nicht mehr der Jüngste!« – Das hatte also wie bereits beschrieben mein damaliger Orthopäde zu mir gesagt, als ich Mitte zwanzig war. Solche Aussagen, die sich auch zu Glaubenssätzen entwickeln können – wie das bei mir der Fall war –, hören viele unserer Coaching-Teilnehmer auch heute noch von ihren Ärzten. Sie unterstellen uns, dass wir einfach nur akzeptieren müssen, im Alter unbeweglich und gebrechlich zu werden, und schon wäre alles wieder in bester Ordnung. Aber stimmt das denn wirklich? Sind wir auf unsere alten Tage dazu verdammt, steif und starr zu werden? Und wie erklärt es sich dann, dass manch Dreißigjähriger beim Vorbeugen gerade mal an die Knie kommt, während auf den einschlägigen Yoga-Events nicht selten über Siebzigjährige deutlich geschmeidiger daherkommen als so mancher Teenie?

Natürlich hinterlässt das Altern seine Spuren – es ist ein natürlicher Prozess, und die Zeichen der Zeit sind auch äußerlich sichtbar: So ergrauen die Haare, auf der Haut tauchen Falten und Altersflecken auf, und man wird etwas kleiner, weil die Wasserspeicherkapazität des Körpers sinkt und dadurch beispielsweise die Bandscheiben schrumpfen. In erster Linie ist Altern also ein zellulärer Prozess. Was genau aber in unserem Körper stattfindet und welche Mechanismen dazu beitragen, dass wir altern, darüber streitet sich selbst die Wissenschaft. So viel sei aus der Forschung aber schon mal verraten: Das Max-Planck-Institut für Biologie des Alterns geht von zwölf Kennzeichen aus, die sich für den Laien leider wie Fachchinesisch lesen – hier eine Kostprobe. Zum Alterungsprozess tragen bei: eine genomische Instabilität, ein Telomerverschleiß, epigenetische Veränderungen, Verlust der Proteostase, eine gestörte Wahrnehmung von Nährstoffen, mitochondriale Fehlfunktionen, eine zelluläre Seneszenz, Erschöpfung der Stammzellen, veränderte interzelluläre Kommunikation, beeinträchtigte Autophagie, chronische Entzündungen und eine gestörte Darmflora.[1]

Hinter all diesen Begriffen verbergen sich ganze Forschungsfelder, natürlich zu viele, um sie in einem einzigen Buch, geschweige denn in einem einzigen Kapitel abzuhandeln. Von daher sei kurz auf den

Punkt gebracht, was in etwa dahintersteckt: In unseren Zellen läuft ein Programm ab, das irgendwann zu Ende geht und von vielen verschiedenen Komponenten beeinflusst wird – wie Umweltfaktoren, angeborene Besonderheiten und ob wir einen Lebensstil pflegen, der zu unserer individuellen Biologie passt. Das zelluläre Altern ist dabei nur ein Element, das andere – die Gesundheit – ist mindestens genauso wichtig, denn wer möchte schon die letzten fünfzig Jahre seines Lebens dahinsiechen?

Und so heißt das neue Zauberwort in unseren Breitengraden *Longevity,* mit dem eine Vielzahl an medizinisch fragwürdigen und durch wenig Studien belegte Nahrungsergänzungsmittel sowie Behandlungen verkauft werden. Glaubt man manchen Social-Media-Ärzten, so ist ein Leben ohne Pillen gänzlich unmöglich oder zumindest wenig lebenswert. So schreibt etwa der australische Biologe und Professor für Genetik Dr. David A. Sinclair in seinem Buch *Das Ende des Alterns* gar, dass wir aufgrund unserer Lebensweise langsam und qualvoll sterben werden, und empfiehlt unbedingt Resveratrol und NMN (Nicotinamid-Mononukleotid).[2] Der amerikanisch-kanadische Arzt Dr. Peter Attia stellt in seinem Bestseller *Outlive. The Science & Art of Longevity* ebenfalls fest, dass der Tod auf zwei Arten kommen kann: nämlich langsam oder schnell.[3] Wer hätte das gedacht? Allerdings rät er zur Bewegung, insbesondere zum Krafttraining.

Selbst wenn die Altersforschung seit geraumer Zeit eine Art Renaissance erfährt, so ist sie doch schon viele hundert Jahre alt. Bereits 1550 schrieb der italienische Humanist, Agronom und Schriftsteller Luigi Cornaro das Traktat *Discorsi della Vita Sobria* vom mäßigen Leben, das in verschiedene Sprachen übersetzt und quasi als Anti-Age-Ratgeber zum Bestseller wurde. Seine Überlegung, dass ein hohes Alter nur mit Moderation erreicht werden kann, deckt sich auch mit den Beobachtungen des griechischen Arztes Hippokrates (ca. 460–377 v. Chr.), dem das Zitat zugeschrieben wird: »Wenn wir jedem Individuum das richtige Maß an Nahrung, Bewegung und Entspannung zukommen lassen könnten, hätten wir den sichersten Weg zur Gesundheit gefunden.«

Wischt man sich durch die verschiedenen Social-Media-Kanäle, sieht es allerdings so aus, als würden nur Extreme widerstandsfähig machen. So wird in einer relativ kleinen, aber sehr medienwirksamen Community exzessiv in Eis gebadet, Krafttraining gemacht und gefastet, was das Zeug hält, um die Effekte der Hormesis – der Anpassung – zu fördern. Wobei man vergisst, dass das Prinzip der Hormesis eigentlich bedeutet, durch kleine Dosen schädlicher Substanzen oder Stressoren positive Wirkungen im Körper hervorzurufen. Keine Rede war jedoch von einem solch außergewöhnlichen Einsatz.

Auch der Ayurveda, eine jahrtausendealte indische Gesundheitslehre, befürwortet die Mäßigung, um die Lebensenergien im Gleichgewicht zu halten. Selbst wenn manchmal der Eindruck entsteht, die moderne Wissenschaft würde bei der Altersforschung mit bahnbrechenden Erkenntnissen aufwarten, so ist dieses Wissen darum also doch alles andere als neu. Wir können inzwischen lediglich genauer sagen, warum es wirkt, wenn wir uns mäßigen.

Rein wissenschaftlich betrachtet, gibt es jedoch bereits ein sehr gut untersuchtes Mittel, das nahezu alle Konditionen des Alterns präventiv und akut mildern kann. Hippokrates, der Ayurveda und Sebastian Kneipp (1821–1897) haben es schon gekannt, bisher hat es nur noch keiner geschafft, es in Pillen oder Tinkturen abzufüllen, weil seine Einnahme anstrengend sein kann: Es ist Bewegung. Die Studien und Nachweise dazu kann man schon fast nicht mehr zählen, und sie belegen, dass Bewegung so viel mehr verbessert als nur unser Gewichtsmanagement.

Genauso zahlreich sind aber auch die Hinweise darauf, dass wir uns nicht genügend bewegen. So beklagt die Weltgesundheitsorganisation WHO in ihrem *Global Status Report on Physical Activity 2022*, dass 27,4 Prozent der Weltbevölkerung, also fast ein Drittel, das Mindestmaß an Bewegung im Alltag nicht erreichen – und sich mit steigendem Alter der Anteil sogar noch vergrößert.[4] Während in den letzten Jahrzehnten die Lebenserwartung durch medizinischen Fortschritt, Hygiene und hohe Impfquoten stetig angestiegen ist, bewegt sich seit einiger Zeit die Kurve nicht mehr so steil nach oben. Das, was wir mit medizinischem Fortschritt an Lebenszeit herausgeholt haben, machen wir mit unserem Lebensstil wieder zunichte. Alles ist bequem geworden: unsere Betten, Autos, Sitz- und Küchenmöbel – ganz zu schweigen von den Haushalts-, Garten- und Bürogeräten, die dafür sorgen, dass wir uns so wenig wie möglich anstrengen müssen. Dank Computer, Tablet, Telefon und E-Mail müssen wir wirklich nirgendwo mehr hingehen, sondern können alles im Sitzen erledigen.

Mobil und vital altern

Aber wie »funktioniert« denn nun gesund alt werden in unserer heutigen Welt? Welche Lebensweisen müssen wir einschlagen, damit wir hochbetagt weder allzu gebrechlich noch senil werden? Dazu sehen wir uns am besten die Forschungsergebnisse an, die unter anderem Dan Buettner über die sogenannten *Blue Zones* – fünf Regionen, in denen überdurchschnittlich viele Menschen über hundert Jahre alt werden, wie etwa auf

Okinawa (Japan), auf Sardinien oder der Nicoya-Halbinsel (Costa Rica) – zusammengetragen hat.[5] Dan Buettner ist *New York Times*-Bestsellerautor, National Geographic Fellow und Mitentdecker der »Blauen Zonen«. Er geht in seinen Büchern über die *Blue-Zones*-Hotspots der Langlebigkeit auf den Grund.

Seiner Meinung nach ist eine Kombination aus Ernährung, (notgedrungener) Kalorienrestriktion, ein aktiver Lebensstil sowie das Verbringen in einer Gemeinschaft ausschlaggebend für ein langes, gesundes Leben. Hinsichtlich körperlicher Aktivität regt er an, sich so natürlich und andauernd wie möglich zu bewegen – acht Stunden Büroarbeit und danach noch zwei Stunden *Hardcore Gym Action* oder *Binge-Watching* auf der Couch gehören nicht dazu. Vielmehr sollen ein moderates Level an *Exercise* (körperlichem Training) verfolgt und die wichtigsten Muskelgruppen zweimal in der Woche trainiert werden. Und zwar in einem Mix aus aerober Belastung – sprich Ausdauersport –, Gleichgewichtsübungen und Krafttraining. Seine liebste Empfehlung ist, basierend auf seinen Beobachtungen, die Gartenarbeit. Sie vereint für Buettner alle Aspekte von Bewegung und schließt insbesondere den der Mobility mit ein: arbeiten in der Hocke, mal gebückt oder auf Knien – alles ein wunderbares Training für die Gelenke. Außerdem sollte man aktiv sein, ohne darüber nachdenken zu müssen, und die Kalorienzufuhr um etwa 20 Prozent senken.

Letzteres könnten wir sicherlich schon dadurch erreichen, wenn wir einfach mal nur unsere Snacks »zwischendurch« wegließen und uns auf die Hauptmahlzeiten konzentrierten. Es darf also durchaus infrage gestellt werden, ob der derzeitige Hype ums Fasten als isolierte Intervention bezüglich der Langlebigkeit angebracht ist oder ob ein genügsamer Lebensstil nicht die gleichen oder womöglich noch bessere Ergebnisse erzielt. Die Beobachtungen aus den *Blue Zones* würden uns recht geben – zumindest stehen die tatsächlichen Nachweise aus Humanstudien noch aus.

Des Weiteren sei eine pflanzenbasierte Ernährung mit wenig Fleisch und wenig verarbeiteten Lebensmitteln vorteilhaft, was auch durch neuere Erkenntnisse gestützt wird. Die viel zitierte *Mediterranean Diet* – hierzulande auch als »mediterrane Ernährung« oder »Mittelmeerdiät« bekannt –, die unter anderem durch Prof. Dr. Valter Longos internationalen Bestseller *Iss dich jung. Wissenschaftlich erprobte Ernährung für ein gesundes und langes Leben* weltbekannt wurde, ist hinsichtlich *Longevity* das Mittel der Wahl.[6] Neben dem mäßigen Genuss roten Weins solle man laut Buettner auch einen Sinn in seinem Leben finden, sich mit weniger zufriedengeben, die Familie priorisieren, eine spirituelle Praxis verfolgen und seinen *Tribe* finden. Alles Langlebigkeitsmaßnahmen, die sich sinnvoll anhören, deren einzelne Gewichtung aber unter Wissenschaftlern umstritten ist. So meinen manche, »der sicherste Weg, alt zu werden, sei, sich die passenden Eltern auszusuchen«;[7] das heißt, die Gene würden dabei die größte Rolle spielen.

Welche und wie viele Faktoren uns nun auch immer ein langes und vitales Leben bescheren, eine gesunde Ernährung, regelmäßige Bewegung und geistige Aktivität gehören erwiesenermaßen dazu. Sie können zwar nicht den Alterungsprozess verhindern, ihn aber durchaus verzögern. Im Laufe der Zeit verringert sich – neben anderen sichtbaren körperlichen Veränderungen – nämlich nicht nur die Knochendichte, nein, auch die Muskelmasse und -kraft schwinden: Statistisch gesehen, verlieren wir ab dem dreißigsten Lebensjahr für jedes durchlebte Jahrzehnt etwa 3 bis 8 Prozent an Muskelmasse und damit auch an Sicherheit und Beweglichkeit.[8]

Eine im April 2023 erschienene Studie konnte sogar zeigen, dass dieser Muskelverlust, die sogenannte Sarkopenie, muskelspezifisch ist. Dabei nimmt vor allem die Muskulatur der Oberschenkel, des großen Hüftbeugers und des geraden Bauchmuskels ab – also genau die Muskulatur, die besonders wichtig ist, um beim Gehen einen Fuß vor den anderen setzen zu können.[9]

Infolge der muskelspezifischen Sarkopenie reduziert sich sowohl die Geschwindigkeit, mit der man einen Fuß nach vorn bringt – äußerst ungünstig im Falle eines Sturzes, weil man den Fuß zum Abfangen nicht rechtzeitig positionieren kann –, als auch die Kraft im Bein. Letzteres ist genauso gesundheitsgefährdend, weil im Falle eines Stolperns beziehungsweise eines Sturzes das eigene Körpergewicht nicht abgefangen wird.

Bewegungsmangel: Folgen und Symptome

Der größte Irrglaube besteht aber wahrscheinlich darin, sich aufgrund einer Diagnose gar nicht mehr beziehungsweise nur noch eingeschränkt bewegen zu dürfen. Dies erleben wir leider relativ oft in unserer Coaching-Praxis, wobei die Arthrose zusammen mit dem Bandscheibenvorfall und Beckenschiefstand als Befund am häufigsten genannt wird. Dazu muss man allerdings wissen, dass Arthrose keine Krankheit ist und jeder Mensch ab einem gewissen Alter mit ein wenig Gelenkabrieb zu rechnen hat. Ob sie also eine valide Diagnose darstellt, lassen wir hier mal offen.

Was uns jedoch immer wieder auffällt: Meistens steht das Ausmaß der Arthrose in keinem Verhältnis zum Schmerz und schon gar nicht zur Belastung. Zwar haben Fußballspieler*innen häufiger Kniearthrosen und Turner*innen eher Wirbelsäulenarthrosen, eine derartig extreme Körperbelastung stellt aber keineswegs das Maß für die Normalbevölkerung dar. Und so gibt es Menschen mit wenig Arthrose, die starke Schmerzen haben, und solche mit vollständigem Gelenkabrieb und keinerlei Schmerzen. Schließlich kommen zu uns aber auch Personen ohne Arthrose und andere erkennbare Schäden, die trotzdem von Gelenkschmerzen geplagt werden. Dabei sind Knie, Wirbelsäule, Hüfte und Schultern am häufigsten betroffen.

Wobei wir wieder beim Thema wären: Arthrose wird zwar durch mangelhafte Ernährung und Stress begünstigt, vor allem aber durch zu wenig Bewegung gefördert. Dazu passt auch ein Satz des Professors Thomas Pap, Direktor des Instituts für Muskuloskelettale Medizin an der Westfälischen Wilhelms-Universität Münster, der in einem Seminar sinngemäß meinte, niemand würde auf die Idee kommen, ein Gehirn könne durch viel Nachdenken verschleißen, während beim Gelenk jeder sagt: »Na ja! Das ist halt das Alter, da verschleißt eben der Knorpel.« Das widerspricht dem Aufbau und der biologischen Beschaffenheit von Knorpel und Gelenken. Denn zu wenig Kraft um die Gelenke herum führt dazu, dass sie bei Bewegungen weniger unterstützt werden, sich folglich die Gelenkflächen annähern und sich so der Knorpel abreiben kann.

Das ist aber schon tatsächlich eher eine Folge dessen, was eigentlich bereits vorher passiert ist: Der Knorpel wird bei Arthrose zunächst durch Entzündungen biologisch abgebaut und nicht abgerieben, denn dazu ist er viel zu stabil. Knorpelabbau wegen Nichteinsatz geht der Entwicklung einer Arthrose also immer voraus. Gleichzeitig ist der Abbau von Knorpel ein fehlgeleitetes Programm, das aus der frühen Entwicklung stammt: Ein Säugling besitzt viel mehr Knorpel und weniger Knochen als ein Erwachsener. Im Wachstum werden dann – bis auf die Stellen, die wir vom Erwachsenenskelett kennen – immer mehr Knorpel abgebaut und durch Knochen ersetzt. Unser Knorpelgewebe verknöchert sich also. Bei Übergewicht hingegen sind es nicht die wirkenden Gewichtskräfte am Gelenk, die den Knorpelabbau begünstigen, sondern es ist die entzündliche Aktivität des Fettgewebes.

Wird nun der Knorpel – egal, aus welchen Gründen – immer weiter abgebaut, erhöht sich der Druck auf den darunterliegenden Knochen. Die Eigenschaft von Knochen, die wir uns bei der Osteoporose-Prävention zunutze machen können, nämlich auf Druck und Zug stabiler zu werden, findet dann auch in diesem Fall statt: Erhöht sich der Druck auf den Knochen, weil der Knorpel als Dämpfer wegfällt, baut dieser wiederum mehr Knochengewebe auf. An den betroffenen Gelenken bilden sich seitlich dann oft knöcherne Ausläufer, sogenannte Osteophyten. Nachdem Knochen an Gelenken in ihrer Form und Größe genau aufeinander abgestimmt sind, verändern die Osteophyten den Bewegungsradius – er wird eingeschränkt.

Mobility spielt zweifellos in der Salutogenese, einem Modell zur Gesunderhaltung, eine absolut wichtige Rolle, hat aber auch ihre Grenzen. Hier sollte man auf jeden Fall seinen Ehrgeiz prüfen, ob und wie weit man den Gelenkradius ausreizen will. Denn Bewegungsradius, Intensität und besonders die wirkenden Gewichtskräfte müssen bei einem Gelenkschaden wohldosiert werden. In bestimmten Fällen – und nachdem alle konservativen Maßnahmen ausgeschöpft sind – bleibt manchmal auch keine andere Wahl, als etwaige Osteophyten operativ zu entfernen, beispielsweise wenn beim Hüftgelenk der Gelenkkopf nicht mehr in seine Gelenkpfanne passt und der Bewegungsradius stark einschränkend wirkt.

Dennoch: Bewegung ist unabdingbar, sie bringt »Schmiere« ins Gelenk, somit Flüssigkeit und Feuchtigkeit, welche die Gelenke gleitfähig macht, aufpolstert und dafür sorgt, dass Abfälle des Zellstoffwechsels und Entzündungsstoffe abtransportiert werden. Nicht umsonst heißt es: *Motion is lotion*. Die Belastbarkeit unserer Gelenke sollte also unbedingt mit einem durchdachten Mix aus Mobility und Kraft – natürlich zusammen mit einer entsprechenden Ernährung – erhöht werden.

So empfiehlt etwa Andreas Michalsen, Professor an der Berliner Charité, in seinem Buch *Die Natur-Docs. Meine besten Heilmittel für Gelenke* eine Kombination aus Bewegung, gesunder Ernährung, Muskelaufbau, Abbau von überschüssigem Fettgewebe und Fasten bei entzündlichen Erkrankungen, wobei er bei Letzterem darauf hinweist, dass es auch seine Grenzen hat.[10] Und genau das empfehlen wir in unserem MyBodyMind-Konzept auch. Zusätzlich noch: dass man den Mut findet, sich wieder zu bewegen, und die Angst davor verliert, damit Schmerzen zu provozieren. Außerdem – und das erachten wir als immens wichtig, auch wenn wir uns hier zuvorderst auf den Mobility-Aspekt fokussieren – einen ganzheitlichen Blick auf seine Gesundheit zu werfen. Es führt meist nicht nur ein Faktor zu gesundheitlichen Einschränkungen, weshalb in der Regel auch keine Einzelmaßnahme allein unsere Gesundheit wiederherstellen wird.

WAS DAS BILDUNGSSYSTEM UND DIE MODERNE GESELLSCHAFT DAMIT ZU TUN HABEN

Aber wenn es eben nicht allein die ganz »normalen« Alterungsprozesse sind, die uns unbeweglich machen, wie und warum kommt uns die Mobilität sonst abhanden? Schauen wir uns dazu doch mal die jüngere Bevölkerungsgruppe an, die aus den Kindern, Jugendlichen und jungen Erwachsenen besteht. Wie kann es beispielsweise sein, dass die Weltgesundheitsorganisation WHO bereits für diese Altersgruppe ermahnende Worte findet beziehungsweise gleich ganz klare Aktivitätsempfehlungen herausgibt, wie etwa in ihrem *Global Action Plan on Physical Activity 2018–2030. More Active People for a Healthier World?*[11]

Auch das *Deutsche Ärzteblatt* greift die neuen Richtlinien der WHO für Kinder und Jugendliche (5 bis 17 Jahre) auf. Sie sollen sich mindestens sechzig Minuten pro Tag bei aerober Aktivität von moderater bis hoher Intensität bewegen. Dreimal pro Woche sollten sie durch aerobe Aktivität von hoher Intensität, aber auch durch Aktivitäten, die Muskeln und Knochen stärken, richtig ins Schwitzen kommen. Die neue Richtlinie weist außerdem explizit darauf hin, wie wichtig es für Kinder und Jugendliche ist, die Zeit zu begrenzen, die sie im Sitzen verbringen – besonders in der Freizeit am Handy oder vor dem Computer.[12] Der WHO zufolge ist die im Sitzen verbrachte Zeit eines der größten gesundheitlichen Risiken und sollte so weit wie möglich reduziert beziehungsweise durch ausreichend Aktivität ausgeglichen werden.

Ja, Sitzen ist das neue Rauchen, das wusste schon der bereits erwähnte Physiotherapeut Dr. Kelly Starrett, Autor des weltweiten Bestsellers *Werde ein geschmeidiger Leopard,* der ein Buch mit diesem provokanten Titel geschrieben hat.[13]

Na, da haben wir jetzt den Salat – sogar schwarz auf weiß! Wir sitzen allesamt zu viel, und das schon seit dem Kindesalter. Dass sich aber nicht nur die im Sitzen verbrachte Freizeit kontraproduktiv auf den ganzen Körper auswirkt, sondern bereits das Sitzen in der Schule, wird hingegen eher selten thematisiert. Unser ganzes Bildungssystem, ja, die gesamte moderne Gesellschaft erlebt sich mittlerweile nur noch auf dem Gesäß ruhend. Während in der Kinderkrippe und im Kindergarten noch ausgiebig gespielt und getobt wird, trainiert man den Kindern ab Schuleintritt an, dass sich still zu sitzen rentiert, und belohnt das mit möglichst vielen Smileys, Gummibärchen und Fleißbildchen. Was eigentlich wider die Natur des Menschen ist, wobei das Problem nicht die Sitzposition darstellt, sondern die Passivität, in welcher der Körper stundenlang ausharren muss. Kein Mensch kann sieben bis zehn Stunden täglich in einer »perfekten« Sitzhaltung, also möglichst körperschonend, verbringen. Das gelingt selbst den durchtrainiertesten Athleten nicht und belastet den Körper immer einseitig.

Leider zieht sich das Sitzen durch die ganze Schulzeit hindurch und wird mit zunehmendem Alter sogar noch ausgeweitet: Während Grundschüler »nur« einen halben Tag lang sitzen, steigert sich das bis zur letzten Jahrgangsstufe der jeweiligen Schulform noch einmal erheblich, ganz zu schweigen von den Hausaufgaben und dem nachmittäglichen Lernpensum, das wiederum auch sitzend vonstattengeht beziehungsweise wohl eher »passiert«. Da verwundert es auch nicht weiter, dass die Wendung »sitzenbleiben« im schulischen Kontext als Bestrafung – vor allem für unseren Bewegungsapparat – für nicht »gelieferte« Leistungen gilt. Ganz nebenbei: Das Wort »liefern« würde ja auch eine gewisse Mobilität implizieren.

Mit den digitalen Medien hat zusätzlich ein zeit- und bewegungsraubender Faktor Einzug in unseren schon bisher immobilen Alltag gehalten: War es früher nur der Fernseher, der alle stundenlang auf die Couch fesselte – heute übrigens auch noch die häufigste mediale Freizeitbeschäftigung von Kindern im Alter von sechs bis dreizehn Jahren –, so kommen laut der letzten aktuellen KIM-Studie 2020 bei den Sechs- bis Dreizehnjährigen täglich noch durchschnittlich 46 Minuten Internetnutzung hinzu, dabei werden Suchmaschinen, Filme/Videos, YouTube und WhatsApp am häufigsten genutzt.[14] Bei der JIM-Studie, die sich die Mediennutzung von Jugendlichen im Alter von zwölf bis neunzehn Jahren ansieht, stieg allein die tägliche Internetnutzungsdauer nach Einschätzung der Jugendlichen von 205 Minuten im Jahr 2019 auf 258 Minuten im Jahr 2020.[15] Das sind fast viereinhalb Stunden an einem Tag, die Kinder und Jugendliche allein im Internet zubringen. Da bleibt natürlich wenig Zeit, um sportlich aktiv zu sein.

Das Ganze setzt sich im Erwachsenenalter fort, was heißt: Alle Fortbewegungsmittel wie Auto, Bus und Bahn lassen uns sitzen – auch das E-Bike fällt darunter. Stehend nutzt man dann hingegen die Rolltreppe oder den Fahrstuhl statt der Treppe.

Knöpft man sich die Arbeitswelt vor, sieht es leider nicht viel besser aus. Auch dort hat die Industrialisierung und Digitalisierung dazu geführt, dass wesentlich mehr Jobs angeboten werden, die mit Gehirnleistung statt mit Bewegung oder Lastenheben verbunden sind – das Homeoffice erweist sich dabei als zusätzlicher Bewegungskiller.

So kann man mittlerweile fast keinen Lebensbereich mehr nennen, der sich nicht dem Sitzen ergeben hat. Falls doch, gibt uns unser Kaufverhalten, das sich automatisch am Komfort des jeweiligen Produkts ausrichtet, den Rest: Schließlich legen wir uns nur noch Gegenstände zu, die uns das Leben vordergründig erst mal erleichtern, zum Beispiel rückenfreundliche Küchengeräte und -möbel, Stühle, Sofas, Autos et cetera. All diese Anschaffungen dienen in erster Linie unserer Bequemlichkeit, vermindern in der Regel aber die aktive Bewegung. Und so findet Bewegung nur noch dann statt, wenn man glaubt, Zeit dafür erübrigen zu können - auch »Sport machen« landet auf der To-do-Liste ganz unten, weil davor noch andere, vermeintlich wichtigere Aufgaben erledigt werden müssen.

Warum aber behandeln wir unsere Muskeln, Bänder, Sehnen und Knochen, unser Herz-Kreislauf-System, ja, unser gesamtes Energiesystem nicht genauso pfleglich wie etwa unsere Zähne? Die putzen wir auch täglich mindestens einmal. Und falls nicht, wissen wir, was uns beim nächsten Zahnarzttermin blüht: eine schmerzhafte Zahnbehandlung.

Um noch mal ein bisschen die Angst zu schüren - gleich hören wir damit aber wieder auf -, hier die besorgniserregenden Zahlen aus dem vorhin bereits zitierten *Global Status Report on Physical Activity 2022* der WHO, wie sie in einem FAZ-Artikel wiedergegeben werden: Laut Prognose werden zwischen 2020 und 2030 weltweit nahezu 500 Millionen Menschen an Herz-Kreislauf-Erkrankungen, Diabetes, Fettleibigkeit, Depressionen und Demenz erkranken. Der Grund dafür ist unzureichende Bewegung. In Ländern mit hohem Einkommen bewegen sich durchschnittlich mehr als 30 Prozent der Einwohner zu wenig, in ärmeren Ländern rund 16 Prozent der Menschen.[16]

Weiter heißt es im WHO-Report - aufgeschlüsselt nach Jung und Alt -, dass regelmäßige körperliche Bewegung sowohl die geistige als auch die körperliche Gesundheit von Menschen aller Altersgruppen fördere. Heutzutage erreichen jedoch über 80 Prozent der Jugendlichen und 27 Prozent der Erwachsenen nicht das von der WHO empfohlene Maß an körperlicher Betätigung. Nicht nur wirkt sich dies auf den Einzelnen im Laufe seines Lebens aus, sondern stellt darüber hinaus auch eine finanzielle Belastung für die Gesundheitsdienste und die Gesellschaft insgesamt dar.[17]

Nun aber genug der Panikmache, es soll hier schließlich niemand vor Schreck erstarren, ganz im Gegenteil: Wir wollen ja etwas bewegen, weshalb wir euch als Nächstes zwei Ansätze vorstellen, die begreiflich machen, wie unser Körper funktioniert und warum sich mit unseren Mobility-Einheiten jeder etwas Gutes tut. Denn: Zu spät ist es nie!

DER *USE-IT-OR-LOSE-IT*-EFFEKT UND DER *JOINT-BY-JOINT-APPROACH* – ZWEI WICHTIGE ANSÄTZE

»Wer rastet, der rostet.« Dieses Sprichwort ist zwar nicht die wortwörtliche Übersetzung für das oben genannte Prinzip *Use it or lose it* – das wäre »Nutze es oder verliere es« –, bedeutet aber im deutschen Sprachgebrauch genau das Gleiche. Nämlich: Wer sich nicht bewegt, also gewisse Strukturen seines Körpers nicht nutzt, baut sowohl körperlich als auch mental ab. Auf die Physis bezogen, heißt das vereinfacht: Die Muskulatur muss, um aufrechterhalten zu bleiben, durchblutet werden, wofür der Körper wiederum Energie benötigt. Bewegen wir unsere Muskulatur nur begrenzt, wird die ungenutzte Muskelmasse einfach abgebaut. Das ist zwar ärgerlich, allerdings ein sinniger Energiesparmodus, der sich evolutionär entwickelt hat. In der Folge werden wir schwächer, verlernen einzelne Bewegungen, werden unsicherer und unbeweglicher. Wird eine Bewegung über einen langen Zeitraum gänzlich unterlassen, verlieren wir sogar den Bewegungsradius und werden steif.

Nachdem in unserer Informationsgesellschaft die meisten Tätigkeiten im nach vorn gebeugtem Zustand ausgeführt werden, wie etwa das Arbeiten ganztags am Computer oder das Sitzen mit dem Tablet abends auf der Couch, finden nur noch sehr reduzierte Bewegungsabläufe statt, um nicht gerade zu sagen: eindimensionale. Wir könnten also durchaus das Leben eines Tyrannosaurus Rex führen – des berühmt-berüchtigten Stars unter den Dinos mit seinen nach vorn abstehenden kurzen, verkümmerten Armen – und ohne großartige Einbußen der Lebensqualität unseren Alltag meistern.

Um alldem entgegenzuwirken, die Dinosaurier sind ja schließlich auch ausgestorben, hilft es allein schon, neue »Ebenen« freizuschalten und sich beispielsweise eine Hängemöglichkeit im Büro oder in den Räumlichkeiten zu schaffen, in denen wir uns am häufigsten aufhalten. Wie genau das realisierbar ist, erfahrt ihr bei der Übung »Hängen« auf Seite 144. Aber auch das Arbeiten und Spielen in der Hocke am Boden, Stichwort »Groundwork«, sind gute Maßnahmen, um mobil zu bleiben. In anderen Kulturkreisen ist es sowieso gang und gäbe, sich auf den Boden zu hocken. Nur machen uns hier leider die gesellschaft-

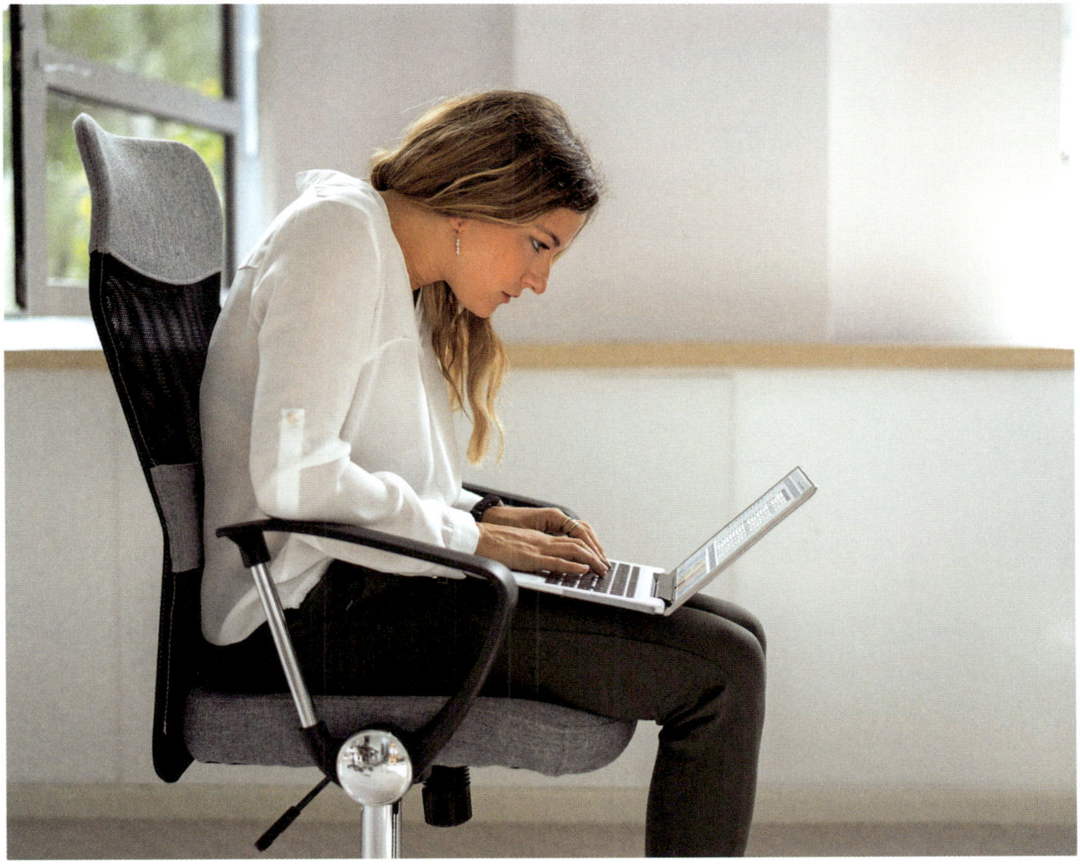

lichen Vorstellungen und Normen einen Strich durch die Rechnung, genauso wie die althergebrachte Annahme, der Boden wäre dreckig und würde von krankheitserregenden Bakterien nur so wimmeln. All das gehört mittlerweile ins Reich der Fabel, denn Bakterien sind nicht ausschließlich »schlecht«, sondern tragen durchaus zu einer gesunden Darmflora bei. Dennoch haben wir uns abgewöhnt, den Boden als Bewegungsfläche zu nutzen, was uns leider unglaublich vieler Skills beraubt. Dort unten gibt es nämlich Bewegungen in Hülle und Fülle, die sowohl Spaß machen – zum Beispiel *Animal Moves,* das Spielen mit Kindern et cetera – als auch unsere Kraft, Koordination und Beweglichkeit trainieren. Noch mehr und detailliertere Übungen findet ihr natürlich in Teil II.

So ressourcensparend der Körper mit sich umgeht, so anpassungsfähig ist er auch, wenn ein Gelenk nicht »normal«

funktioniert und andere Strukturen das kompensieren müssen. Letzteres beschreibt der Physiotherapeut und Fitnessexperte Gray Cook zusammen mit seinem Kollegen Michael (»Mike«) Boyle in dem von ihnen entwickelten *Joint-by-Joint-Approach.*[18] Hinter dieser Trainingsphilosophie steckt der Gedanke, dass der Körper aus einer Kette von Gelenken besteht, die nicht nur unterschiedliche Funktionen, sondern auch verschiedene Anforderungen an Stabilität und Beweglichkeit erfüllen müssen. Demnach sollen bestimmte Gelenke unter Belastung eher stabil sein, während andere eine höhere Mobilität aufweisen sollten.

Ein Beispiel: Arbeitet die Lenden- und Halswirbelsäule eher aus einer Stabilität heraus, ist es die Grundfunktion der Hüftgelenke, vorrangig mobil zu sein. Indem man sich nun auf die spezifischen Bedürfnisse des jeweiligen Gelenks konzentriert, kann man den Körper effizienter trainieren und so Verletzungen vermeiden. Durch den Aufbau von Stabilität in den stützenden verbessert man zugleich die Mobilität in den beweglicheren Gelenken.

Der *Joint-by-Joint-Approach* ist in jedes Fitnessprogramm integrierbar: So kann man etwa Übungen zur Verbesserung der Hüftmobilität durchführen, um die Leistung bei Kniebeugen und beim Kreuzheben zu steigern. Oder man fördert die Schulterstabilität, damit man beim Bankdrücken und bei Klimmzügen besser wird.

Was passiert, wenn beispielsweise nicht alle Gelenke ihrer Grundfunktion nachkommen und andere Gelenke das kompensieren müssen, kann man sich recht gut an diesem Beispiel vorstellen: »Funktionieren« die zwölf Wirbelkörper der Brustwirbelsäule nicht – aus welchen Gründen auch immer –, müssen die sieben Halswirbelkörper ihre Aufgaben übernehmen. Das ist vergleichbar mit einem kleinen Betrieb, in dem insgesamt neunzehn Mitarbeiter beschäftigt sind. Kündigen zwölf von ihnen und die restlichen sieben sollen deren Job mit übernehmen, geht das zwangsläufig nur eine kurze Zeit gut. Denn irgendwann schaffen die übrig gebliebenen Mitarbeiter die anfallenden Arbeiten nicht mehr, und einer nach dem anderen verabschiedet sich in einen Burn-out. Das Gleiche passiert bildlich gesprochen mit den sieben Halswirbeln, welche die nicht funktionsfähigen zwölf Brustwirbel kompensieren sollen – nur dass sie nicht einfach ihren Job hinschmeißen und verschwinden können. Aber ein Zeichen geben, wenn es ihnen zu viel wird, das können sie sehr wohl – und dieses Zeichen heißt »Schmerz«.

SCHMERZEN – DER WUNSCH DES KÖRPERS NACH VERÄNDERUNG

Die Ursachen für einen Schmerz sind nicht immer sichtbar (etwa mittels Magnetresonanztomografie, MRT) wie zum Beispiel der, den die Bandscheibenvorfälle in der Halswirbelsäule bei unserem Beispiel höchstwahrscheinlich verursachen. Wohlgemerkt: der Bandscheibenvorfall, nicht aber der Schmerz selbst. Denn Letzterer findet ausschließlich im Gehirn statt. Bei keinem anderen Symptom spiegelt sich das individuelle Zusammenspiel zwischen Gehirn und Körper so stark wider, weshalb es auch keinen Laborparameter gibt, mit dem wir Schmerzen messen können: Was ein Mensch als Schmerz empfindet und in welcher Intensität er ihn wahrnimmt, ist nicht vorhersagbar.

Sichtbare Merkmale dafür, dass ein Schmerz wahrscheinlich – aber nicht obligatorisch – vorhanden ist, sind rein äußerlicher Natur, etwa Schwellungen, Rötungen, eine Wärmeentwicklung et cetera. Und so wird Schmerz, wenn man ihn klinisch aufnimmt, meistens durch einen Fragebogen ermittelt: Auf subjektiven Skalen, beispielsweise von 1 bis 10, oder qualitativen Einteilungen wie »eher weniger«, »mittel« oder »stark« bis hin zu »sehr stark« wird Schmerz individuell erfasst. Der international am häufigsten verwendete Fragebogen ist dabei der *McGill Pain Questionnaire* (MPQ), hierzulande wird hingegen der umfangreiche sogenannte Deutsche Schmerz- oder der kürzere painDETECT-Fragebogen genutzt.[19]

Da Schmerzen in vielen Fällen eben nicht sichtbar sind, werden sie aus schulmedizinischer Sicht und zu einem nicht unwesentlichen Teil auch gesellschaftlich als rein körperliche Empfindungen abgetan, und andere Einflussfaktoren, die den Schmerz mitverursachen können, werden meistens ignoriert. Dabei ist Schmerz in seiner Natur komplex und hat neben physischen auch stets psychische Elemente – das beschreibt der Arzt Haider Warraich, der selbst unter chronischen Schmerzen leidet, in seinem Buch *The Song of Our Scars* äußerst verständlich.[20] Er meint, Schmerzen zu verstehen, bedeute, die wahre Natur menschlichen Leidens zu identifizieren. Und dass Schmerz auch ein Geschlecht hätte, nämlich ein weibliches: Frauen sind deutlich öfter von Schmerzen betroffen als Männer – und genauso häufig werden sie damit auch nicht ernst genommen. Religion und Spiritualität sieht er dabei oft als unsere stärksten Schmerzmittel.

Schmerz hat also immer auch eine emotionale, geistige, ursachenbezogene oder traumatische Komponente und ist eine sehr persönliche Angelegenheit, die eben nur schwer in Worte zu fassen ist. Wir versuchen es trotzdem!

Zunächst einmal ist Schmerz nichts Negatives, ganz im Gegenteil: Er ist eine lebenswichtige Sinneswahrnehmung und beschützt uns in erster Instanz vor Gefahren sowie Verletzungen und setzt – falls nötig – einen Lernprozess in Gang. Im richtigen Leben heißt das: Schmerz ist ein unerlässliches Alarmsignal und sorgt dafür, dass wir eine Gefahr wie beispielsweise eine heiße Herdplatte wahrnehmen und darauf entsprechend reagieren. Haben wir uns die Finger aber bereits an der Herdplatte verbrannt, merken wir uns das im Normalfall und hantieren hier zukünftig etwas umsichtiger.

In letzterem Fall findet eine Sensibilisierung der Schmerzrezeptoren statt, die auch »Nozizeptoren« genannt werden. Streng genommen sind diese Rezeptoren auch nicht für den Schmerz »zuständig«, sondern für die Weiterleitung der Informationen an das Gehirn.

Diese Art der Sensibilisierung kann aber auch dazu führen, dass wir infolge einer schmerzhaften Erfahrung (Verbrennung an der heißen Herdplatte) und aus Angst vor ihrer Wiederholung übervorsichtig oder -ängstlich reagieren und schon beim »ersten Kitzeln« einen Schmerz erwarten. Die Nozizeptoren werden sensibler, und die Schwelle, bei der sie ein Signal ans Gehirn weiterleiten, wird herabgesetzt. Das Gehirn kann außerdem mehr Nervenbahnen und Nervenenden aktivieren, ganz nach dem Motto »Vier (sechs, acht oder zehn …) Augen sehen mehr als zwei«.

Mit der Zeit sendet ein derart sensibilisiertes Nervensystem mehr und mehr Schmerzsignale unabhängig von der tatsächlichen Verletzung oder Bedingung. Bei dieser sogenannten Hyperalgesie produziert das Gehirn also proportional mehr Schmerz, als dem eigentlichen Schaden entspricht. Außerdem kann bei hoher Sensibilisierung Schmerz auch dann ausgelöst werden, wenn der Reiz dafür eigentlich nicht ausreicht, sowie bei Berührungen oder moderatem Temperaturwechsel.

Schließlich gibt es noch ein verrücktes Phänomen namens »somatischer« oder »viszeraler Referenzschmerz«, bei dem Schmerzen ganz woanders ausgelöst werden als dort, wo der tatsächliche Reiz stattfindet – was einen tatsächlich etwas kopflos machen kann. Und: Schmerzen können fortbestehen, selbst wenn der Reiz schon lange vergangen ist. Dauert dieser Zustand an, spricht man von chronischem Schmerz.

Der Deutschen Schmerzliga e. V. zufolge können chronische Schmerzen infolge einer Gewebeschädigung auftreten, etwa bei chronischen Erkrankungen und Entzündungen (Rheuma, Krebs). Wenn der Schmerz seit mindestens drei bis sechs Monaten besteht und den Patienten physisch (Mobilitätsverlust und Funktionseinschränkung), psychisch-kognitiv (Befindlichkeit, Stimmung und Denken) und sozial beeinträchtigt, sprechen Fachleute von chronischem Schmerz.[21]

Was bedeutet das nun für uns in der Praxis? Denn bei den Muskeln gibt es noch eine Auffälligkeit: Obwohl wir Muskelschmerzen haben, befinden sich in den Muskelzellen keinerlei Nozizeptoren. Ein Muskel kann also per definitionem gar nicht schmerzen. Was man hier allerdings vorfindet, sind Druckrezeptoren, die beispielsweise bei einem Muskelkater den ansteigenden Druck durch einfließende Flüssigkeit melden. Haben wir den Muskel stark belastet, kommt es zu einer Entzündungsreaktion, die Immunzellen und Flüssigkeit ins Gewebe zieht, womit wiederum der Druck in der Muskelzelle ansteigt, den sie dann an das Gehirn weitergibt, wo er schließlich als Schmerz interpretiert wird. Schmerz und seine Intensität entstehen also im Gehirn und nicht am Ort des Geschehens.

Wie stark ein Schmerz ist, obliegt ganz allein der Interpretation unseres Gehirns, und die hängt von der Summe unserer Erfahrungen ab. Menschen, die sich nicht regelmäßig und zu wenig bewegen, klagen häufiger über chronische Schmerzen. Zudem besitzen sie eine schlechtere Körperwahrnehmung und Koordination, die es ihnen erschwert, komplexe Bewegungsabläufe durchzuführen oder einzelne Körperregionen isoliert zu bewegen – wie etwa die Zehen auf Seite 80 bei der Übung »Zehenspiel«, wobei das wirklich eine schwierige Übung ist. Ist nun diese sogenannte Propriozeption oder Tiefensensibilität herabgesetzt, also die Wahrnehmung des eigenen Körpers, die Informationen über Positionen und Bewegungen an das Gehirn liefert, kann das Gehirn mit diesen Körperteilen nicht mehr viel anfangen. Beziehungsweise das Gehirn weiß über die fehlende Kraft und Ansteuerung Bescheid und gibt uns, bevor es einen derart unbenutzten Körperteil einsetzt, leider erst mal durch Schmerz zu verstehen, es besser zu unterlassen.

Schmerz kann also auch eine Botschaft unseres Gehirns sein, dass ein bestimmter Körperteil zu wenig bewegt wird beziehungsweise zu schwach ist für das, was wir mit ihm vorhaben. Das heißt in letzter Konsequenz: Wir müssen erst eine Basis für diese Belastung schaffen, und je nach Grad der Sensibilisierung muss diese Botschaft durch neue Bewegungsprogramme überschrieben werden. Und genau das machen wir mit unserem MyBodyMind-Mobility-Programm. Das passiert nicht von heute auf morgen, erfahrungsgemäß kann aber tatsächlich schon eine oder wenige Einheiten etwas verbessern. Die Grundlage dafür, dass unser MyBody-Mind-Mobility-Programm hinsichtlich des Schmerzmanagements so gut funktioniert, ist die Neuroplastizität - die Fähigkeit des Gehirns, sich ständig zu verändern und Neues zu lernen -, welche uns übrigens bis ins hohe Alter erhalten bleibt. Das können wir hier gleich mal testen, indem wir uns im nächsten Abschnitt die Neuroplastizität etwas genauer ansehen. Ein spannendes und interessantes, wenn auch komplexes Kapitel in der Geschichte der Neurowissenschaft ist es auf jeden Fall!

Neuroplastizität: Für Neues ist man nie zu alt

Eine der erfolgreichsten Forschungsorganisationen Deutschlands, die Max-Planck-Gesellschaft, preist das Gehirn als Multitalent an: »Das menschliche Gehirn ist das komplizierteste Organ, das die Natur je hervorgebracht hat: 100 Milliarden Nervenzellen und ein Vielfaches davon an Kontaktpunkten verleihen ihm Fähigkeiten, an die kein Supercomputer bis heute heranreicht.«[22] Damit ist eigentlich schon alles gesagt, vor allem aber, welch ein Universalgenie unser Gehirn doch ist.

Ursprünglich wurde angenommen, es sei im Erwachsenenalter fertig entwickelt und verändere sich nicht mehr groß. Im Jahr 1949 formulierte der kanadische kognitive Psychobiologe und Professor für Psychologie Donald O. Hebb (1904-1985) jedoch die später so genannte »Hebb'sche Lernregel«, der zufolge Lernen durch Neuronen vermittelt wird, die mit Synapsen in Verbindung stehen.

Inzwischen wissen wir, dass sich das Gehirn bis ins hohe Alter neu organisieren kann und dies unter dem Prinzip der Neuroplastizität den Anforderungen folgt, die an unsere grauen Zellen gestellt werden. Wie unser Denkorgan arbeitet, wird ständig dadurch beeinflusst, wozu es tagtäglich gebraucht und womit es gefüttert wird. Das bedeutet: Je öfter ich etwas Neues lernen muss, desto mehr werden meine neuronalen Netzwerke angeregt, sich zu reorganisieren, wodurch tatsächlich Größe und Aktivität ganzer Hirnareale beeinflusst werden können. Nicht umsonst wird älteren Menschen also empfohlen, eine neue Sprache oder Bewegungsform zu lernen, weil eine derartige Stimulation der Neuronen jung und fit hält.

Auch unsere Schmerzerfahrungen stellen letztendlich solch eine Anforderung an das Gehirn dar und werden genauso in den Funktionsweisen der neuronalen Netzwerke repräsentiert. Sprich: Schmerz und Schmerzempfinden werden erlernt, und wiederholte Bewegungen oder Gewohnheiten, die Schmerz fördern, unterstützen im Gehirn die entsprechenden Verknüpfungen und Areale. Schmerz ist also immer auch ein Signal unseres Körpers, dass er sich Veränderung wünscht, weshalb wir unserem Körper neue Wege anbieten müssen, wenn wir Schmerzen überwinden wollen.

Da am Schmerzempfinden gedächtnisbezogene (mnemonische), gefühlsbetonte (affektive) und erkenntnismäßige (kognitive), vor allem aber auch somatosensorische und motorische Areale beteiligt sind, ist Schmerz immer auch ein Produkt unserer Erinnerung, Erfahrung und Möglichkeiten, uns diesen Schmerz zu erklären, ihn zu verstehen, aber ebenso der Art und Weise, wie wir mit unserem Körper umgehen und welchen Stimuli wir ihn aussetzen. Schmerz ist auch in der Lage, bestehende Verknüpfungen zu überschreiben, was nicht unbedingt schlecht ist: Durch Schmerz lernen wir wie gesagt, nicht auf die besagte Herdplatte zu fassen, und sichern damit unser Überleben.

Ein Schmerz allerdings, der sich im Alltag bei »normalen« Bewegungen einstellt, verkompliziert unser Leben, vor allem, wenn wir dadurch unbewusst Schonhaltungen einnehmen oder physiologisch gesunde Bewegungen vermeiden. Das ist auch in der Regel der Fall, wenn wir im Coaching mit Menschen arbeiten, die Schmerzen haben: Ihr Bewegungsspektrum ist so stark eingeschränkt, dass sie viele ihrer Handlungen nicht mehr schmerzfrei bewältigen können. Im Prinzip haben sie sich selbst beigebracht, dass bestimmte Bewegungen mit Schmerz verbunden sind.

In unserem Mobility-Training in Teil II machen wir uns das Prinzip der Neuroplastizität zunutze und stellen rein physiologische Bewegungen vor, die ohne zusätzliches Gewicht oder Widerstand auskommen. Die lockere und bewusste Ausführung sorgt schließlich dafür, dass wir nicht von einem Schmerz überrascht werden. So können wir uns auch in Gebieten des Bewegungsradius eines Gelenks bewegen, die an unseren Schmerzbereich grenzen, und uns Stück für Stück vorarbeiten – und auf diese Weise unserem Nervensystem beibringen, dass die Bewegung sicher ist und keinen Schmerzreiz nötig hat. Dadurch werden neue neuronale Verknüpfungen gebildet, Areale im Gehirn angeregt und entsprechend vergrößert oder verkleinert.

Im Grunde genommen kann man es mit Google Maps vergleichen: Wir bekommen die kürzeste Route zum gesuchten Ziel vorgeschlagen, wählen aber die etwas längere, weil sie angenehmer und stressfreier zu fahren ist. Allerdings dauert sie auch länger, denn Neuroplastizität kann abhängig vom Reiz schnell reagieren (»Alles oder nichts«) oder Zeit brauchen – und das können manchmal Wochen oder sogar Monate sein. Sich nicht mehr die Hand zu verbrennen, lernen wir schnell, aber die Zehen einzeln bewegen zu können, kann eine gefühlte Ewigkeit erfordern. Deshalb ist es besonders sinnvoll, die Übungen so oft wie möglich in allen möglichen Varianten und alltäglichen Situationen durchzuführen. Auch damit dem Gehirn die Wichtigkeit dieser Bewegung vermittelt wird. Und selbst wenn man es kaum glauben mag: Positiv denken unterstützt den Prozess, denn etwas, was wir gern tun, lernen wir wesentlich leichter und schneller.

Der Mensch als Einheit – das biopsychosoziale Modell

Neben der Einbindung der Neuroplastizität in unser Mobility-Programm arbeiten wir sowohl mit dem *Pain-Bucket*-Prinzip als auch mit dem biopsychosozialen Modell – schließlich sind wir der Überzeugung, dass sich sowohl innere als auch äußere Faktoren auf unsere Gesundheit auswirken.

Das biopsychosoziale Modell wurde Mitte der Siebzigerjahre hauptsächlich durch die Publikationen des amerikanischen Internisten und Psychiaters George L. Engel (1913–1999) bekannt.[23] Es sieht den Menschen als Ganzes und nicht als eine Art Baukastensystem, nach dem man beispielsweise bei Knieschmerzen nur vom dafür ausgewiesenen Spezialisten wie dem Orthopäden behandelt wird. Nein, es berücksichtigt verschiedene Faktoren, die für Knieschmerzen verantwortlich sein könnten. Und so wird der Mensch allumfassend betrachtet, und es werden die verschiedenen biologischen, psychologischen und sozialen Einflüsse bei seiner Erkrankung mit einbezogen. Das biopsychosoziale Modell fördert also eine umfassende und integrative Herangehensweise bei der Gesundheitsversorgung.

Gesundheit und Krankheit werden durch eine Kombination aus drei Faktoren beeinflusst, die wir hier kurz vorstellen möchten und sich bereits aus dem Modellnamen »biopsychosozial« herauslesen lassen:

- Das *biologische* Element bezieht sich auf körperliche Faktoren wie Genetik, physiologische Prozesse und Hormone. Ein Beispiel dafür wäre, wie Gene das Risiko für bestimmte Krankheiten erhöhen oder verringern können. Aber auch Bewegung, Schlaf, Ernährung, Mobilität und Kraft vermögen hier eine Rolle zu spielen. Die meisten Faktoren haben wir dabei selbst in der Hand.
- Die *psychologische* Dimension umfasst mentale Faktoren wie Emotionen, Gedanken, Verhaltensweisen und Persönlichkeitsmerkmale. In der Praxis wären das beispielsweise Stress und Angst, welche die körperliche Gesundheit beeinflussen können, genauso wie

die Vorstellung, die sich jemand über die Heilung seiner Krankheit macht.

- Der *soziale* Faktor betrachtet die Umweltauswirkungen und gesellschaftlichen Einflüsse. Dazu gehören soziale Unterstützung, Bildung, Arbeit, Einkommen und Zugang zur Gesundheitsversorgung. Als Paradebeispiel mag man die sozioökonomische Position einer Person nennen, die das Risiko für bestimmte Krankheiten erhöhen oder verringern kann.

Das *Pain-Bucket*-Prinzip – ein Allrounder für Gesundheit

Auch dieses durchdachte Konzept hat Eingang in unsere Arbeit bei MyBodyMind gefunden: Das *Pain-Bucket*-Prinzip stammt vom preisgekrönten britischen Wissenschaftsjournalisten, Schmerzspezialisten und Arzt Dr. Michael Mosley. Es beschreibt den Schmerz als einen Eimer, der sich langsam mit den verschiedenen Faktoren aus dem soeben beschriebenen biopsychosozialen Modell füllt. Welche und wie viele Faktoren den Schmerz beeinflussen, ist sehr individuell und variiert von Person zu Person. Die meisten Menschen glauben zwar, dass ihre chronischen Schmerzen von heute auf morgen entstanden sind, häufig war der Eimer aber schon vorher gefüllt, und nur ein weiterer Faktor hat ihn schließlich zum Überlaufen gebracht. Hier ist es wichtig, den Eimer ...

- ... zu entleeren und an ihm einen Zapfhahn anzubringen. Das gelingt uns wunderbar durch Bewegung, denn sie wirkt sich positiv im Rahmen der Stressreduktion aus, was uns wiederum dabei hilft zu entspannen.
- ... zu vergrößern. Das erreichen wir mit unserem Mobility-Programm – unsere Toleranzschwelle für Schmerz erhöht sich.
- ... mit weniger negativen Einflussfaktoren zu füllen. Allein schon mit der Umsetzung unserer Mobility-Einheiten reduziert man seine stressbedingten Faktoren. Darüber hinaus macht man etwas Sinnvolles für seine Physis und Psyche und kann sich während der Übungen gar nicht erst den Kopf über seine Probleme zerbrechen. Eine Win-win-Situation sozusagen!

Warum wir unbeweglich werden, welche Faktoren und Einflüsse hierbei relevant sind, aber auch was alles möglich ist – man denke nur an die Neuroplastizität unseres Gehirns –, das alles haben uns die letzten Seiten dieses Kapitels gezeigt. Weiter geht's nun mit den Grundlagen: Wie werden wir mobil? Und welche Basis müssen wir dafür schaffen beziehungsweise welche Elemente sind bereits vorhanden und müssen nur noch aus ihrem Dornröschenschlaf erweckt werden?

WIE GEHT »ARTGERECHTES« LEBEN?

WARUM BEWEGUNG FÜR UNS UNVERZICHTBAR IST

Bewegung ist ein grundlegender Aspekt des Lebens, der sich über Jahrmillionen hinweg entwickelt hat. Von der Entstehung einfacher Organismen bis hin zu komplexen Säugetieren hat Bewegung in der Evolution eine entscheidende Rolle gespielt. Einer der Hauptgründe war dabei der Überlebensvorteil, denn wir mussten Nahrung auftreiben, Raubtieren entkommen und Partner zur Fortpflanzung finden.

Die Notwendigkeit, sich zu bewegen, trieb also die Evolution an und führte zur Entstehung immer komplexerer Bewegungsmechanismen. Als Jäger und Sammler wurde unser Körper infolgedessen darauf trainiert, zehn bis vierzehn Stunden aktiv zu sein. Dabei bewegten sich auch unsere Vorfahren nicht durchwegs schweißtreibend und an ihrer Belastungsgrenze. Tatsächlich wissen wir von heutigen sogenannten Naturvölkern, dass sich niemand freiwillig bewegt, wenn er nicht muss. Da ihnen aber nichts anderes übrig bleibt, bewegen sich diese Menschen dennoch den ganzen Tag. Typisch ist dabei eine dauerhaft niederschwellige Bewegung, die vor allem aus Gehen besteht.

Der Evolutionsanthropologe und außerordentliche Professor an der amerikanischen Duke-Universität Herman Pontzer schreibt in seinem Buch *Burn,* dass Männer dort täglich etwa 15 und Frauen ungefähr 8 Kilometer zurücklegen. Dabei besteht die Bewegung von Männern hauptsächlich aus Gehen (Fährten aufspüren), Auf-Bäume-Klettern (wilden Honig suchen) und hin und wieder aus einem intensiven Mix aus Sprint und Dauerlauf, um ein Beutetier einzufangen und nach Hause zu tragen. Großtiere werden im Schnitt nur alle 21 Tage erlegt – was ein wenig den Mythos widerlegen kann, der Mensch habe seit jeher überwiegend Fleisch verzehrt –, womit die extremen Belastungen nur sehr punktuell stattfinden. Frauen in diesen Communitys bewegen sich größtenteils gehend und tragend: Sie sammeln Wurzeln, Beeren und Pilze und bringen das Gesammelte nach Hause – zusätzlich haben sie noch ihre Kinder auf dem Rücken und andere Güter wie zum Beispiel Feuerholz.[24]

Frauen sind also biologisch durchaus in der Lage, schwer zu tragen oder zu heben, was sich auch in der Anatomie widerspiegelt: Die Krümmung (Lordose) der weiblichen Wirbelsäule ist auf drei Wirbel verteilt statt wie bei den Männern nur auf zwei. Damit hat sie zum einen eine größere Federwirkung und verteilt Gewicht auf mehr Wirbel, sodass weniger Last auf jeden Wirbel kommt. Außerdem bildet das breitere Becken eine bessere Basis für eine Lastenverteilung als das im Vergleich schmalere Männerbecken. Männer haben dafür breitere und stabilere Schultern und können mehr Kraft in den Armen ausbilden. Daraus lässt sich folgern, dass Männer mit den Armen tragen und arbeiten können, Frauen wiederum mit den Beinen und der Wirbelsäule. Höchstwahrscheinlich hat sich auch deshalb das Tragen von Lasten auf dem Kopf entwickelt. Etwas, wozu der moderne westliche Mensch, in diesem Fall die Frau, meistens nicht mehr in der Lage ist.

Die Naturvölker bewegen sich also den ganzen Tag ein bisschen: Sie sitzen in der Hocke, spielen mit den Kindern oder liegen herum, müssen Dinge reparieren, Hütten ausbessern beziehungsweise neu bauen und so fort. Abends wird getanzt – zum Zeitvertreib oder aus spirituellen Gründen –, oder man trägt spielerische Wettkämpfe aus.[25] Man ist also immer ein wenig in Bewegung, falls erforderlich, aber auch mal intensiver. Nachdem das alles aus der Notwendigkeit heraus geboren ist und nicht aus einem persönlichen Wunsch, stößt das Konzept »Sport« beziehungsweise »Training« hier eher auf Unverständnis.

Menschen aus Naturvölkern würden wahrscheinlich die gleichen unklugen Entscheidungen treffen, wenn sie Zugang zum Komfort der westlichen Industrienationen hätten. Auch die intensiven Belastungsspitzen werden im natürlichen Kontext nicht geplant. Ein Jäger und Sammler überlegt nicht, wie weit er schnell laufen muss oder wie schwer seine Beute sein wird. Er kann seine Leistung immer abrufen, weil sie im betreffenden Moment das Überleben sichert – Gehirn und Nervensystem stellen die Energie und Belastungstoleranz dafür einfach bereit. Leider muss man heute in der westlichen Welt davon ausgehen, dass diese Leistungsspitzen auch im Ernstfall nicht mehr erreicht werden können, weil unsere Körpersysteme derart von natürlichen Bewegungsmustern und -umfängen entwöhnt sind.

Der Mensch – eine Bewegungsmaschine

Was zu unserem Bewegungsmuster ebenfalls dazugehört und den Menschen für die Fortbewegung geradezu geschaffen macht, ist sein Gang. Vergleichen wir unseren Körperbau beispielsweise mit unserem nächsten Verwandten, dem Affen, fällt beim Schimpansen oder Gorilla auf, dass seine Anatomie eher schulterbetont ist. Kraft in den Armen ist zwar auch bei uns angelegt – leider benutzen wir sie viel zu wenig –, unser Körperbau ist jedoch eher beinbetont, denn der aufrechte Gang ist das, was den Menschen anatomisch und funktionell einzigartig macht. Manche Tiere können sich zwar auf die Hinterbeine stellen, aber sich so fortzubewegen, wäre für sie zu kraftaufwendig.

Anders als Affen sind wir zwischen Brustkorb und Becken flexibel, sodass durch leichte Rotation und Federung in der Lendenwirbelsäule das Gehen überhaupt erst effizient und möglich wird. Ein Affe hingegen muss beim Gehen seinen gesamten Thorax mitdrehen, womit er stark an den Kartensoldaten aus *Alice im Wunderland* erinnert. Ein Mensch kann seinen Brustkorb geradeaus richten und trotzdem mit Becken und Lendenwirbelsäule rotieren und sich so sehr kraftsparend und effizient fortbewegen. Unterstützt durch den Armschwung wird zusätzlich Last von den Beinen genommen. Verfeinert er diese Technik, kann ein Mensch eine recht ansehnliche Geschwindigkeit erreichen und vor allem sehr lange durchhalten. Dabei helfen ihm Muskelfasern, die sowohl schnell und kurzfristig viel Energie umsetzen können, als auch solche, die ausdauernd sind.

Der Mensch ist insgesamt gesehen also eine außergewöhnliche Bewegungsmaschine: Er kann Beutetiere jagen, die schneller waren und sind als er selbst. In Sachen Ausdauer macht dem Menschen im Tierreich nämlich kaum eine Art etwas vor, da kann eine Jagd gut und gerne mehrere Stunden dauern, so lange, bis die Beute schließlich erschöpft zusammenbricht.

Lediglich durch zwei Dinge sind wir in unserer Belastbarkeit eingeschränkt: durch die Wärmeentwicklung im Muskel und das Sinken des pH-Wertes, wenn zu viele Stoffwechselprodukte wie etwa Laktat anfallen, nicht aber durch unsere Bewegungseffizienz. Selbst die Verfügbarkeit von Energie ist nicht unbedingt ein limitierender Faktor. So haben Untersuchungen gezeigt, dass – egal, ob Profi oder Amateur – der letzte Kilometer von Marathonläufen immer zu den schnellsten gehört, auch bei denen, die während des Laufs schon vorhatten aufzugeben. Das Go zur Energiebereitstellung findet also durch eine Bewertung im Gehirn statt und hängt weniger von den tatsächlichen Ressourcen ab. Was wieder ein Hinweis darauf ist, dass Bewegung eigentlich immer möglich ist.

Auch das myofasziale System trägt – neben der Funktion des Bindegewebes – dazu bei, Bewegungsenergie elastisch zu übertragen, also aufzunehmen, zu speichern und wieder abzugeben.

Das myofasziale System – ein Wunderwerk der Natur

Die einfachste Möglichkeit, Faszien zu beschreiben, ist wohl der Begriff »Bindegewebe«. Dabei übernimmt unser Fasziensystem so viel mehr Funktionen, als nur Lückenfüller zu sein. Es ist ein alles umspannendes lebendiges Netzwerk, das unseren Körper zusammenhält, verschiedene Gewebe verbindet und Signale überträgt. Seine wichtigste Eigenschaft ist seine Elastizität: Es erlaubt unserem Körper, sich zu verformen, Muskeln zu verkürzen, in die Länge zu ziehen und trotzdem immer wieder in die alte Form zurückzufinden.

Dieses Verständnis von Stabilität und Dynamik unseres Körpers geht auf den amerikanischen Architekten Richard Buckminster Fuller (1895–1983) sowie den amerikanischen Künstler und Bildhauer Kenneth Snelson (1927–2016) zurück und stammt aus den Fünfzigerjahren: Tensegrity beschreibt die Symbiose von Spannung *(tension)* und Stabilität *(integrity)*. Nach dem Tensegrity-Modell wird einem Gebilde Stabilität über Zugspannungen verliehen, die sich stets über den gesamten Körper verteilen, womit ein bewegter Körper Gewichtsoptimierung und Formstabilität erreicht. Der Arzt und Yogalehrer Ronald Steiner erklärt in seinem Buch *Beweglich und schmerzfrei mit Faszien-Yoga,* wie sich unser Körper trotz seines Gewichts dank diesem funktionellen Modell formstabil, leicht und federnd fortbewegen kann: Das Fasziensystem speichert beim Bewegen Energie und kann sie federnd wieder abgeben, etwas, was uns wortwörtlich bei jedem Schritt zugutekommt.[26] Das liegt unter anderem auch daran, dass unsere Faszienzüge den Körper gegenläufig spiralförmig (helikal) umspannen, ihm dadurch Zugspannung, Stabilität und Leichtigkeit verleihen und – laut Steiner – so eine Schwebespannung in jedem Gelenk erzeugen. Diese Schwebespannung wiederum erhält den Gelenkspalt, ermöglicht Fluidität sowie Beweglichkeit und beugt damit Abrieb und Degeneration vor.

Dabei nehmen die Faszien zwei wichtige Grundfunktionen ein: Sie verbinden und trennen Strukturen. In erster Linie handelt es sich aber um ein verbindendes Gewebe. Jeder, der schon mal ein rohes Hühnchen auseinandergenommen hat, kennt diese weißlichen Häutchen um Muskelgruppen – wie etwa die um das Bruststück herum. Auch Sehnen gehören zum Fasziensystem. In seiner zweiten Eigenschaft sichert das Fasziennetzwerk den Körper über verschiedene Systeme ab:

- Es speichert Fett als wichtige Reserve,
- ist an der Blutbildung beteiligt,
- interagiert mit dem Immunsystem,
- vermittelt die Regeneration nach Verletzungen und Entzündungen,
- isoliert und schafft Gleitfähigkeit zwischen Gewebeschichten.

Aber aus welch sensationellem Material müssen die Faszien nun beschaffen sein, damit sie solche Wunderwerke vollbringen können? Knappe Antwort: Zwei Player spielen dabei eine wichtige Rolle. Die längere – falls jemand es genau wissen will: Zum einen sind das die Kollagenfasern, aus denen die Faszien bestehen, zum anderen (davon haben wir eben schon gehört) die helikalen Strukturen, in denen sich die Faszienzüge anordnen. Diese Form verleiht den Fasern letztlich auch die elastischen Eigenschaften, denn Kollagen selbst ist keineswegs biegsam, es hat eher die Konsistenz von Autoreifen. Durch die viskoelastischen Attribute kann man beispielsweise einen Muskel dehnen, und er kehrt ähnlich einem Gummiband nach kurzer Zeit wieder zurück in seine ursprüngliche Form und Position.

Verbleiben wir allerdings länger in einer Position wie etwa beim statischen Dehnen oder Sitzen auf dem Bürostuhl, beginnen die Fasern, sich zu verformen, was auch als »Creeping-Phänomen« bezeichnet wird. Der Creeping-Effekt kann sich positiv auswirken, wenn ich zum Beispiel beweglicher werden möchte, ist aber hinderlich, falls ich lange in einer ungünstigen Haltung verharre und mein Körper sich daran anpasst. Dann wird nämlich das Fasziengewebe dauerhaft zusammengedrückt und Flüssigkeit – wie bei einem Schwamm – aus bestimmten Bereichen herausgepresst, das mangels Bewegung schließlich nicht mehr zurückfließen kann.

Feuchtigkeit oder Flüssigkeit sind für die Zellen des Fasziensystems, die Fibroblasten, allerdings essenziell: Sie brauchen ein ständiges Bad in wohl ausbalancierter Elektrolytlösung und Protein-Homöostase.

Ganz nebenbei: Einer der häufigsten Gründe, warum die Beweglichkeit im Alter abnimmt, ist auch tatsächlich die Dehydrierung des Gewebes durch unzureichende Flüssigkeitsaufnahme, da ältere Menschen oft vergessen zu trinken. Diese Dehydrierung macht das Fasziengewebe steif, weil Gewebeschichten nicht mehr übereinandergleiten und sich Agglomerate bilden können, in denen die helikale Anordnung der Kollagenfasern nicht mehr gegeben ist. Leider hilft es akut nicht, einfach ein paar Gläser Wasser zu trinken – auch nicht Wein zur Entspannung –, denn Faszien brauchen Bewegung.

Bevor wir jetzt zurück zu unserem Schreibtischtäter kommen, bei dem das Creeping-Phänomen bereits eingesetzt hat, müssen wir uns noch kurz den Kollagenfasern widmen, um zu verstehen, weshalb Mobility die Lösung unseres Problems sein kann. Die etwas zähen Kollagenfasern tragen nämlich eine leichte elektrische Ladung, und auch die Muskelkontraktion und -entspannung unterliegen einem elektrophysiologischen Prinzip. Bewegen wir uns, bilden unsere Muskeln also ständig ein schwaches elektrisches Feld, an dem sich die Kollagenfasern ausrichten und sich gegenläufig helikal um die Muskelfasern anordnen. Die einzelnen Kollagenmoleküle formieren sich entlang dieses elektrischen Feldes zu langen Kollagenfasern, und das bevorzugt an wichtigen – sprich: häufig benutzten – Muskelzügen. Folgt man der Logik, ist Bewegung das einzige Mittel, um das fasziale Netzwerk gesund und damit den Körper mobil zu halten.

Welche Konsequenzen bekommt der Körper sonst noch zu spüren, wenn wir lange in einer Position verharren oder uns gar nicht bewegen, Stichwort: Schreibtischtäter? Unser Fasziennetzwerk richtet sich einfach nach unserem Verhalten gemäß seiner Funktion aus, wobei es zu zwei Effekten kommt: Einmal zu der vorhin beschriebenen Unterversorgung ganzer Muskelzüge mit Flüssigkeit, und zum Zweiten wird mangels Bewegung kein elektrisches Feld erzeugt, an dem sich die Kollagenfasern helikal orientieren können. Folglich »verheddern« sie sich und verlieren ihre strukturell elastische Qualität. Wir kennen das vielleicht: Tagein, tagaus sitzen wir am Schreibtisch über unseren Computer gebeugt beziehungsweise vor dem Bildschirm. Stehen wir schließlich auf, ziept und knackt es überall, eventuell kommt es sogar zu einem Hexenschuss.

Damit schleichen wir dann schmerzgebeugt zum Arzt, der uns wahrscheinlich rät, uns mehr zu dehnen. Passives Dehnen stellt jedoch keinen ausreichenden Bewegungsreiz dar und erzeugt auch nicht das gewünschte elektrische Feld. Die Kollagenfasern werden also nicht spiralförmig aufgewickelt, sondern einfach nur langgezogen. In diesem Zustand besitzen sie allerdings keine Elastizität – zur Erinnerung: Kollagen selbst ist nicht elastisch, lediglich die helikale Anordnung der Kollagenmoleküle vermittelt die Elastizität –, ergo kann der schmerzende Körperbereich nicht wieder in seine Form oder Position zurückfinden.

Durch das viele Sitzen kommt es einerseits zu einem Muskel, der *locked short* (verkürzt) ist, andererseits durch statisches Dehnen zu Muskeln, die *locked long* (ausgeleiert) sind. Erstere geben nicht genug nach, um den vollen Bewegungsradius eines Gelenks zu erreichen, und Letztere stabilisieren an den Übergängen von Faszienzügen und Muskelketten nicht ausreichend, etwa wenn sie ein Gelenk überspannen. Über all das ist unser Gehirn informiert, denn in unserem Körper passiert bekanntermaßen nichts, was unser Oberstübchen nicht wüsste. Stellt es also fest, dass ein Gelenk mangels Kraft, Geschmeidigkeit oder Stabilisierung nicht ausreichend bewegt werden kann, sendet es vorsichtshalber Schmerz. Aber darüber wisst ihr ja spätestens seit dem Kapitel »Schmerzen: Der Wunsch des Körpers nach Veränderung« (siehe Seite 35) Bescheid ...

Warum Dehnen nicht zum Ziel führt

Viele verstehen unter dem Begriff »Flexibilität«, dass sie ein Bein besonders hoch heben, einen Spreiz- beziehungsweise Querspagat oder andere Verrenkungen machen können. Flexibilität ist ohne stabilisierende Kraft aber eher wenig wert, denn sie führt dazu, dass wir Gelenke zu weit beugen oder Muskeln zu weit auseinanderziehen. Und wie schon beim myofaszialen System erwähnt, ist Elastizität der entscheidende Faktor, denn was bringt es mir, wenn ich in einen Spagat rutschen kann, aber ohne Hilfe meiner Arme nicht mehr hochkomme?

Wo wir schon mal dabei sind: Unter Vollnarkose kann fast jeder Mensch einen Spagat. Was will uns das sagen? Nicht unser Körper ist inflexibel, sondern unser Nervensystem und unser Gehirn. Hinsichtlich der Flexibilität ist es also wesentlich sinnvoller, an der Software zu arbeiten statt an der Hardware. Von daher muss man sich nicht dehnen und es auch nicht üben, um flexibel zu bleiben – wir selbst dehnen uns gar nicht und sind trotzdem oder gerade deswegen sehr beweglich. Allerdings ist Dehnen ein weitläufiges und wissenschaftlich teilweise viel diskutiertes Thema, weshalb wir uns den großen Unterschied zwischen Dehnen und Mobility nun etwas genauer ansehen.

Beim passiven Dehnen gehen wir in eine Haltung und verweilen dort. Ein gutes Beispiel ist hier das Nach-vorn-Beugen des Oberkörpers am Boden mit ausgestreckten Beinen, gleichzeitig der Griff mit den Händen an die Zehenspitzen und das Ausharren dort. Dabei spüren wir zwar einen leicht schmerzhaften Dehneffekt, durch eine entspannte Atmung können wir uns hierin aber durchaus verbessern. Leider geben wir dem Zentralnervensystem dabei nur den Hinweis, die Muskulatur in dieser endgradigen Position lockerzulassen, und haben keinerlei Übertragungseffekt auf den Alltag. Warum? Weil wir unsere Muskulatur nicht benutzt haben. Das heißt, wir können sie in diesem Endbereich auch nicht aktivieren. Und Flexibilität ohne stabilisierende Kraft kann – wie anfangs schon erwähnt – Verletzungen provozieren, weil die Muskulatur den neuen Bewegungsradius nicht absichert.

Mobility versucht zwar auch, den sogenannten *Range of Motion* (ROM), den Bewegungsradius, zu erhöhen, allerdings mit deutlich alltagstauglicheren Bewegungen und immerzu mit aktiver Muskelkraft und -spannung. Dadurch lernt der Körper, den Bewegungsradius abzusichern und ihn zu kontrollieren.

Um das aufs echte Leben umzumünzen, hier ein passendes Beispiel: Würden wir unser Sprunggelenk nur passiv dehnen, indem wir es seitlich abknicken, generierten wir vielleicht einen erhöhten Grad an Beweglichkeit, wüssten aber nichts damit anzufangen. Beim Wandern erhöht sich dann das Risiko umzuknicken. Mit dem Mobility-Training erreichen wir das genaue Gegenteil: Natürlich kann es uns auch passieren, dass wir umknicken, unser Körper lernt in dieser Position aber, die Muskeln zu aktivieren und uns wieder in eine stabile Position zurückzuführen. Somit gehen wir Bänderdehnungen oder gar -rissen aus dem Weg.

Leider herrscht unter Sportlern, Physiotherapeuten und Wissenschaftlern Uneinigkeit darüber, wie viel man dehnen muss, um flexibler zu werden. Die Fibroblasten des Fasziensystems reagieren zwar erst nach etwa zwei Minuten und wiederholtem Reiz mit Strukturanpassungen – siehe das »Creeping-Phänomen« –, Studien konnten aber zeigen, dass es ausreicht, circa fünf Minuten pro Woche 40 Prozent der Maximalintensität zu investieren, um einen Bereich beweglicher zu machen.[27] Dabei sollten einzelne Dehnübungen etwa dreißig Sekunden dauern.

Ein interessantes Phänomen gibt es hierzu bei der weiblichen Bevölkerung: Deren Flexibilität ist unter anderem nämlich auch zyklusabhängig. So bereitet sich das Gewebe nach dem Eisprung auf eine mögliche bevorstehende Schwangerschaft vor, wird weicher und dehnbarer. Damit ist es für Frauen in dieser Phase schwieriger, Balance und Stabilität aufzubauen, weil dieses Weichmachen auch die Achillessehne und die Plantarfaszie (Sehnenplatte an der Fußsohle) mit einschließt. Dehnübungen hingegen scheinen dann vermeintlich erfolgreicher zu sein, obwohl beim Einsetzen der Menstruation alles schon wieder ganz anders aussehen kann.

Kurzum: Flexibilität ist wichtig für unsere Beweglichkeit, sie sollte aber immer mit Kraft verbunden sein, sodass wir den aktiven Bewegungsradius vergrößern, nicht aber den passiven. Außerdem hängt sie von unserem Stresslevel und anderen biologischen Faktoren ab, wie beispielsweise bei den Frauen von der Hormonlage.

MOBILITY-TRAINING – GANZHEITLICH INTERPRETIERT

Der bereits zitierte Physiotherapeut und Bestsellerautor Dr. Kelly Starrett ist Mitbegründer von »San Francisco CrossFit« und des Internetportals »The Ready State«, zugleich einer der einflussreichsten Personen im Gesundheits- und Fitnessbereich. In seinem aktuellen Buch *Built to Move* stellt er Beweglichkeit tatsächlich auf die gleiche Ebene wie die Vitalzeichen Herzschlag und Atemfrequenz.[28] Seiner Meinung nach sind Schulterbeweglichkeit, tiefe Hocke und Balance essenzielle Zeichen unserer Vitalität und Lebensqualität. Beherrschen wir sie nicht oder können wir sie nur eingeschränkt ausführen, bringt das Krankheitsrisiken mit sich und vorzeitiges Altern.

Starrett zufolge haben wir uns auch viel zu lange auf die falschen Dinge konzentriert, nämlich auf Bewegung, die lediglich als sportliche Aktivität stattfindet, und darüber die im Alltag vergessen. Seine Lösungen klingen so verblüffend einfach, wie sie wirkungsvoll sind: stehen statt sitzen, Schrittzahl erhöhen, tiefe Hocke und Balance üben – neben einer ausgewogenen Ernährung und gutem Schlaf. Auch unser MyBodyMind-Konzept handelt nicht davon, tagtäglich ein Monstertraining zu absolvieren. Wer schafft das schon im ganz normalen Alltagswahnsinn? Es geht vielmehr darum, sich überall dort zu bewegen, wo Bewegung möglich ist, statt sie zu vermeiden.

Häufig kommen Coachees zu uns, die glauben, ihre Körperhaltung sei die Ursache allen Übels und sie müssten nur häufig genug an eine aufrechte Haltung denken beziehungsweise daran arbeiten. Aber immer wieder über seine eigene Körperhaltung nachzudenken, ist sehr zeitraubend und wenig gewinnbringend. Hinzu kommt, dass es tatsächlich nicht so wichtig ist, andauernd gerade zu stehen, weil unser Körper weniger für eine perfekte Körperhaltung gemacht ist als vielmehr für dynamische Bewegungen, die sich »normalerweise« sekündlich verändern. Trotzdem kann man einer geraden Körperhaltung ihre Bedeutung nicht absprechen: Ist zum Beispiel die Brustwirbelsäule in der Vorbeuge stark (aufgrund eines erhöhten Flexortonus auf der Vorderseite) und in der Rückbeuge schwach (wegen eines zu niedrigen Tonus in der streckenden Muskulatur), wird es uns infolge dieser Dysbalance immer schwerfallen, ganz aufrecht zu stehen. Wir schaffen es dann nur unter Aufbie-

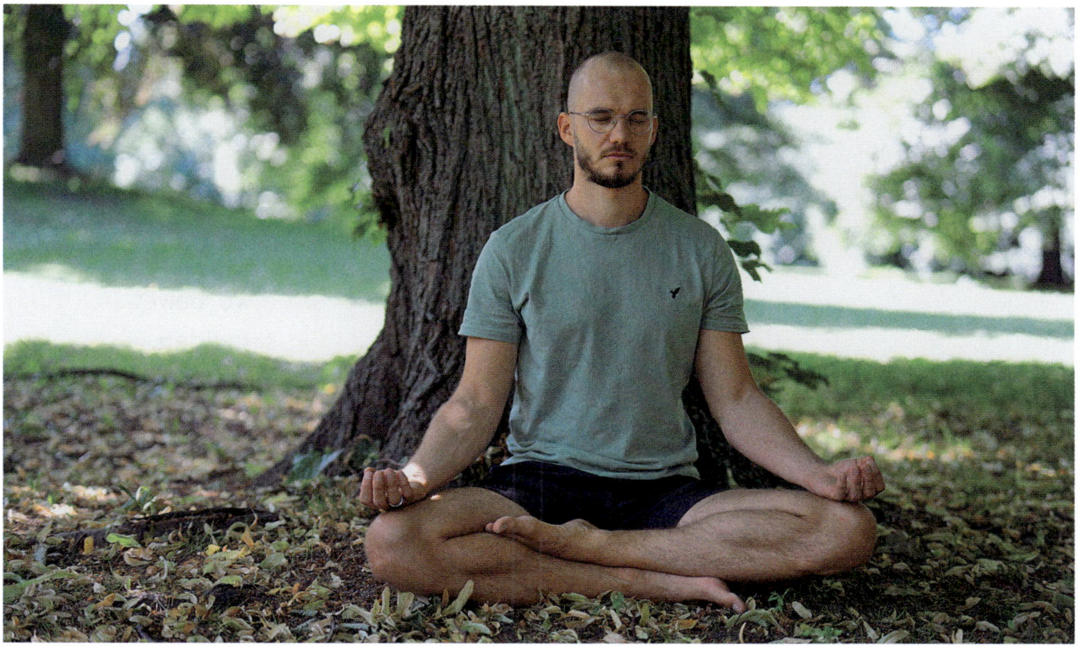

tung all unserer Kräfte in eine gerade Körperhaltung. Viel einfacher ist es - und hier kommt die Mobility ins Spiel -, dem Körper seinen vollen Bewegungsradius zur Verfügung zu stellen, denn so kann er sich einfach in der Körpermitte einpendeln.

Die Körperhaltung ist aber nicht nur aus mechanischen Gründen bedeutsam, auch emotionale Themen spiegeln sich darin wider. Und so macht man sich klein und rollt sich zusammen, wenn man beispielsweise traurig ist - das schützt unsere Organe. Deshalb gehen trübsinnige Menschen auch eher nach vorn gebeugt. Aber auch ein Boxer muss sich klein machen, damit er nicht getroffen werden kann. Strotzt man hingegen nur so vor Energie, steht man meist aufrecht da, streckt sich sozusagen aus. Dadurch bietet man eine große Angriffsfläche - und das wiederum traut man sich nur, wenn man sich in Sicherheit wiegt.

Der Bär ist hierfür ein Paradebeispiel: Er macht sich groß und plustert sich auf, weil er als größtes landlebendes Raubtier - zumindest in Europa - in der Regel keine natürlichen Feinde fürchten muss.

Sicherheit durch Kraft und Gleichgewicht

Was bedeutet das nun für uns? Unsere oberste Prämisse sollte »Sicherheit« heißen, denn sie lässt uns entspannen und gleichzeitig beweglicher werden. Dabei ist Kraft eine nicht zu unterschätzende Grundvoraussetzung. Auch Bodybuilder können beweglich sein - vor allem wegen ihrer Kraft -, denn Kraft erzeugt Sicherheit; und sobald sich das Zentralnervensystem sicher fühlt, gibt es den Bewegungsradius frei. Kräftig zu sein, hat außerdem noch einen schönen Nebeneffekt: Wir fühlen uns bei den Mobility-Übungen gefestigter, womit ein schnellerer Lerneffekt eintreten kann.

Ein weiterer entscheidender Faktor, Mobility zu gewinnen, ist, ins Gleichgewicht zu kommen, denn das benötigen wir vor allem, um gegen die Schwerkraft anzukämpfen und nicht umzukippen. Im neurozentrierten Training widmen wir neben der Selbstwahrnehmung des Körpers (propriozeptiv) und dem Augentraining (visuell) dem Gleichgewichtssystem (vestibulär) sogar eine eigene Kategorie, so essenziell wird hier das Thema Balance gesehen. Was ja auch den Tatsachen gerecht wird: Je stabiler wir uns fühlen, umso sicherer sind wir.

Ihr könnt also nichts verkehrt machen, wenn ihr im Alltag mehr Gleichgewichtsübungen einbaut - die meisten Mobility-Übungen in Teil II leisten dazu ebenfalls einen großen Beitrag. Aber auch der »Einbeinstand«, das Balancieren auf einem Holzbalken, einer Slackline oder einem Bordstein sind tolle Übungen, um Sicherheit zu gewinnen. Sich mal bewusst aus dem Gleichgewicht zu bringen, kann auf lange Sicht also durchaus heilsam sein.

Ohne Atmung keine Bewegung

Die einfachste Form von Bewegung, für die man noch nicht einmal etwas tun muss, bei der man sogar faul herumliegen kann, ist - Trommelwirbel! -: das Atmen. Denn jede Rippe ist mit einem Gelenk an der Wirbelsäule und am Brustbein befestigt. Und Gelenke wollen bewegt werden! Weshalb Atemübungen gleichzeitig auch immer Mobility-Einheiten sind.

Aus unserer Praxiserfahrung wissen wir aber leider, dass die meisten hinsichtlich ihrer Beweglichkeit des Brustkorbs im unteren Bereich operieren beziehungsweise ihre Grenzen gar nicht kennen, weil sie diese nie ausschöpfen mussten. Und warum? Eben weil sie sich so wenig bewegen. Von der Beweglichkeit des Brustkorbs hängt jedoch auch die Beweglichkeit anderer Körperregionen stark ab. Zusätzlich bewegt die Atmung noch die Lymphe im Körper und sorgt so für eine gute Durchblutung fast aller Gewebe, selbst auf die Darmperistaltik wirkt sie sich positiv aus. Wer also mit Verstopfungen und Blähungen zu tun hat, kann gern mal mit seiner Atmung in einen Dialog treten.

Beim Atmen spielt außerdem die Mechanik eine große Rolle: Die Bewegungen werden hier durch Muskeln wie das Zwerchfell – übrigens der größte Muskel unseres Körpers, gleichzeitig auch der wichtigste Atemmuskel – und die Zwischenrippenmuskeln bewirkt. Atmen wir ein, ziehen sich die Muskeln des Zwerchfells sowie die Zwischenrippenmuskeln zusammen. Beim Ausatmen erschlaffen die Muskeln des Zwerchfells sowie die Zwischenrippenmuskeln, die Rippen senken sich, und das Zwerchfell, das den inneren Rippenbogen auskleidet, hebt sich. Ist die Atemmechanik jedoch gestört, können das Zwerchfell und die Zwischenrippenmuskeln nicht ausreichend angesteuert werden. Dann atmen wir mit Muskeln, welche die Atmung eigentlich nur im Notfall unterstützen: nämlich mit denen des Nackens und der Schultern, mit dem Schulterblattheber und den Brustmuskeln. Werden die allerdings dauerbeansprucht, kann das zur Erschöpfung dieser Muskeln führen und folglich zu schmerzhaften Verspannungen. Sobald das Zwerchfell aber wieder ausreichend aktiviert wird, lässt die Nacken- und Schultermuskulatur wieder los und entspannt sich.

Eine korrekte Atmung ist zudem ganz eng mit unserer allgemeinen Bewegungskompetenz und -effizienz verbunden, und so hängt unser Gangbild beispielsweise auch von der Atmung ab: Ist dieses Zusammenspiel in Dysbalance, kommt es zu Kompensationsmustern, und über die Jahre können so Verletzungen und Verschleiß provoziert werden.

Auch beim Schmerzmanagement sind Atemübungen ein wichtiges Tool: Sie helfen beispielsweise bei akuten schmerzhaften Verletzungen, nach Operationen oder auch chronischen Schmerzen, sie besser durchzustehen. In der Geburtshilfe wird die Atmung als Unterstützung des Geburtsvorgangs seit jeher eingesetzt. Atmung ist natürlich kein Schmerzmittel – manchmal sind diese einfach notwendig –, aber wie wir mit dem Schmerz zurechtkommen, können wir damit maßgeblich beeinflussen.

Die richtige Atmung ist also äußerst relevant und lässt sich nicht nur durch gezieltes Atemtraining lernen, bereits Bewegung an der frischen Luft, bewusstes Luftholen et cetera können dazu beitragen, falsche Atemtechniken abzulegen und sich so gleichzeitig im Alltag zu entspannen. Neben der Atmung kann man aber auch mit Achtsamkeit und Meditation seinen Alltag entschleunigen, doch das wäre dann der Stoff für ein weiteres Buch …

MOBIL IM ALLTAG, OHNE ZU TRAINIEREN

Die meisten von uns, die den ganzen Tag am Schreibtisch sitzen oder abends auf der Couch lümmeln, haben per se ein schlechtes Gewissen und nehmen sich deshalb immer wieder vor, jetzt endlich mit dem Sport anzufangen. Besonders zum Jahreswechsel werden solche Vorsätze gern gefasst – wer kennt das nicht? Aber selbst ambitionierte Freizeitsportler trainieren »nur« etwa fünf Stunden die Woche. Geht man von ungefähr acht Stunden Schlaf pro Nacht aus, bleiben in der Woche etwa 112 wache Stunden, in denen wir uns bewegen könnten. Umgerechnet auf die fünf Stunden Sport, versuchen wir also, an 4 Prozent des Tages sportlich aktiv zu sein.

Das ist natürlich sehr lobenswert, wieso konzentrieren wir uns aber nicht auf die übrigen 96 Prozent? Denn Bewegung sollte nicht nur in Form von Training stattfinden, sondern in unseren Alltag integriert sein. Das klingt zwar schön und gut, vor allem aber nach Wunschdenken, weil wir Bewegung meistens als notwendiges Übel ansehen, Stichpunkt: schlechtes Gewissen. Im stressigen Alltag tendieren wir allzu gern dazu, gewonnene Zeit nicht sinnvoll für uns zu nutzen, sondern, um weitere To-dos auf unserer Liste abzuarbeiten. Und so kumulieren sich auf lange Sicht die unbeweglichen Zeiten und verursachen später größere körperliche Probleme.

Derweil entsprechen täglich tausend Schritte mehr zu gehen, auf das Jahr umgerechnet, sieben bis neun Marathons – mit der Maßgabe, dass man mit einem Marathon etwa zwischen 40 000 und 50 000 Schritte läuft. Das wäre doch schon mal ein Wahnsinnsfortschritt! Gleichzeitig fühlen wir uns durch mehr Bewegung wesentlich vitaler, unser Kreislauf und die Energieproduktion unserer Mitochondrien kommen in Schwung, und wir sind um einiges leistungsfähiger. Plus: Wir verspüren den Drang, uns noch mehr zu bewegen. Eine Positivspirale also!

Die können wir mit der richtigen Einstellung, dem richtigen Mindset, gut unterstützen, beispielsweise indem wir einen Perspektivenwechsel vornehmen: nämlich dass jede Bewegung Spaß macht und auf unser Gesundheitskonto einzahlt. Da ist das Ausräumen des Geschirrspülers ein super Training für unseren Körper – dabei beugen wir nämlich die Knie und strecken die Arme aus, um Tassen, Teller und Töpfe in die Schränke zu befördern. Auch den Müll rauszubringen, ist ein klasse Gewichtstraining – besonders wenn der Mülleimer schwer ist

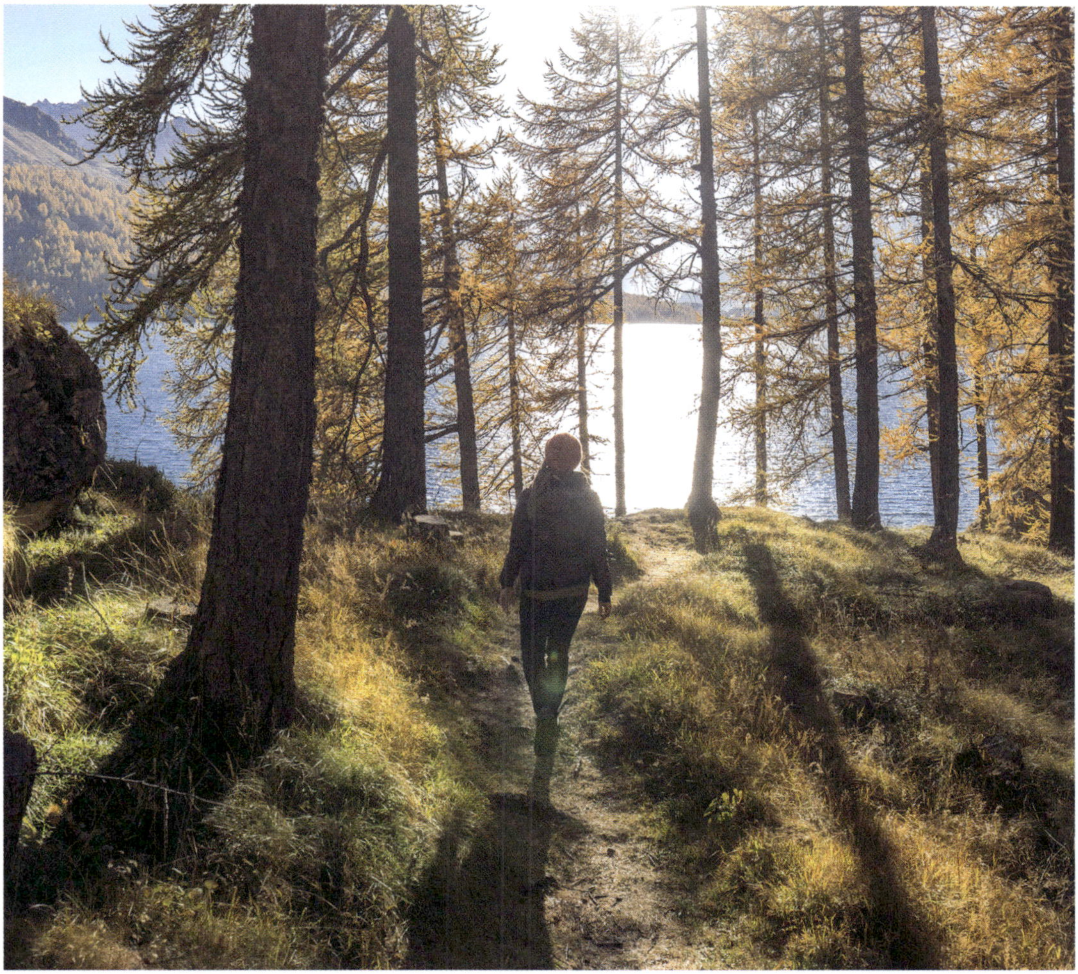

und man Treppen gehen muss. Genauso kann man im Supermarkt die Taschen tragen, statt den Einkaufswagen vor sich herzuschieben. Auch das Warten an der Ampel kann man sich gegebenenfalls mit Kniebeugen oder Wadentraining vertreiben, wenn man allein ist oder sich nichts aus verwunderten Blicken macht. Oder den Gang zur Toilette mit lustigen Bewegungen wie Springen, Krabbeln, Robben, Sprinten oder einem *Duckwalk* verbinden.

Sich zu bewegen, muss also nicht immer unglaublich zeitintensiv sein, es reicht schon, ein paar Minuten Mobility im Alltag unterzubringen, denn die haben in der Summe einen Wahnsinnseffekt. Dazu schaffst du dir am besten eine tägliche Bewegungsroutine – sobald du die einzelnen Bewegungen als normal empfindest, fällt es dir auch leichter, sie auf Dauer beizubehalten.

Aber warum fällt es denn so schwer, sich an Neues zu gewöhnen? Aus Sicht der Evolution birgt Neues immer Gefahren: Wer weiß denn schon, welches Mammut oder welche verfeindete Horde neben einem Pfad lauert, den man bisher gemieden hat? Genau deshalb ist der Mensch unter anderem ein »Gewohnheitstier«. Allerdings: In meinem Alltag sehe ich selten Mammuts. Von daher dürfen wir uns gern an neue Routinen gewöhnen. Und ist der Stein erst mal ins Rollen gebracht, müssen wir ihn nur noch am Laufen halten.

Geht dabei langsam vor, macht kleine Schritte, und versucht vor allem nicht, alles auf einmal zu ändern. Manche Umstellung lässt sich einfach in den Alltag integrieren, andere dauern wiederum Monate. Übrigens: Dass es in der Regel zwischen dreißig und sechzig Tage dauert, bis man eine neue Gewohnheit in seinem Leben etabliert hat, ist Nonsens. Es hängt entscheidend von einem selbst ab und der Überwindungskraft, die es einen kostet. Täglich Schokolade zu essen, wäre vermutlich nach drei Tagen Routine, während tägliches Eisbaden im See bei 2 °C Außentemperatur wahrscheinlich mehrere Monate in Anspruch nehmen würde – je nachdem eben, für wie erstrebenswert wir das Ziel halten.

Um dein neues Normal zu schaffen, hier eine Checkliste, die dich dabei unterstützen soll:

- **Komfortanschaffungen vermeiden.**
- **Sitzbox besorgen.**
  Und darauf in verschiedenen Positionen »Platz nehmen«: im Fersensitz, der Hocke, im Schneidersitz, dem L-Sitz (wobei das Körpergewicht auf den Händen ruht und die Beine waagerecht nach vorn gestreckt werden), mit gespreizten Beinen, mit einem Bein darauf abgestellt et cetera.
- **Stehtisch anschaffen.**
- **Yogamatte kaufen.**
  Und auf dem Boden ausgerollt liegen lassen, denn allein die Zeit, die es braucht, um die Yogamatte auszurollen, kann dazu führen, dass man sie erst gar nicht aus der Ecke holt. Außerdem: Beim Vorbeigehen *immer* dreißig bis sechzig Sekunden bewegen.
- **Hängemöglichkeit schaffen.**
- **Tägliche Spaziergänge einbauen.**
  Am besten nach dem Essen, weil man so Gewohnheiten schafft, die Verdauung anregt und den Blutzuckerspiegel reguliert.
- **Jede mögliche Strecke zu Fuß gehen – auf alle Fälle alles unter 2 Kilometern.**
  Und dabei gern einen Tempowechsel vornehmen: mal springen, mal langsam gehen und auf den Gang achten, mal schnell sausen. Bonus, da kosten-

loses Gewichtstraining: den Einkauf zu Fuß nach Hause transportieren.

- **Alle Entfernungen unter 10 Kilometern mit dem Rad fahren.**
- **Falls man das Auto doch benutzen muss,**
  immer den am weitesten entfernten Parkplatz suchen.
- **Rolltreppen und Fahrstühle meiden – auch mit Lasten.**
- **Barfuß gehen,**
  so bald und so viel wie möglich. Für Hartgesottene: Barfußschuhe testen.
- **Hocken, wann immer es geht.**
  Zum Beispiel beim Warten an der Fußgängerampel, vor dem Fernseher oder beim Zähneputzen.
- **Einfach mal springen.**
  Denn Springen ist etwas ganz Natürliches. Kleiner Reminder: Nicht nur an der Yogamatte vorbeigehen und sich bewegen, sondern auch mal drüberspringen.
- **Fallen üben.**
  Dann können wir im Ernstfall dementsprechend reagieren. Das kann ganz einfach geübt werden, indem man mit den Knien weit runtergeht und auf die Yogamatte fällt. Nicht vergessen: ab und an die Fallhöhe anpassen!
- **Soziale Kontakte aktiv pflegen.**
  Zum Beispiel durch gemeinsames Wandern, Schwimmen, Klettern, Stand-up-Paddeln und vieles mehr. Das macht Spaß, verbindet und ist besser, als im Kino oder in der Kneipe zu sitzen – obwohl auch das manchmal sein muss.
- **Neues wagen.**
  Beispielsweise unbekannte Übungen auf einem Social-Media-Kanal testen. Falls es nicht gleich klappt, sich diese Übungseinheit zum Ziel setzen. Gern auch mal nach aktuellen Infos oder Übungen auf unserem Instagram-Account oder YouTube-Kanal (siehe auch die QR-Codes hier unten) schauen.
- **Nicht verzagen!**
  Auch wenn die eine oder andere Bewegung nicht sofort klappt oder aus mancher Neuerung noch keine Routine entstanden ist, solltet ihr keinesfalls aufgeben! Wo kämen wir denn da hin? Hinfallen, aufstehen und es noch mal zu versuchen, lernen wir schon als Kinder – sonst hätten wir wohl nie das Laufen gelernt. Also: Auf geht's!

TEIL II: EINFACH BEWEGLICH

DAS MOBILITY-PROGRAMM

DIE BASICS: MOBILITY-TESTS

So, nun geht's ans Eingemachte! Nachdem du theoretisch über alles Bescheid weißt, wird es langsam Zeit, auch ein paar Dinge in die Tat umzusetzen. Und was ist da besser geeignet, als gleich mit einem Vorab-Check loszulegen? Damit du sofort starten kannst, haben wir uns in diesem Kapitel möglichst kurz gehalten und dir nur die wichtigsten sechs Tests aufgezeigt. Letztlich könnte man für jedes einzelne Gelenk den Status quo feststellen - und dir dazu zwanzig bis dreißig Tests präsentieren -, was aber wahrscheinlich nur dazu führen würde, dass du irgendwann vor lauter Ungeduld das Buch in die nächste Ecke schleuderst. Dies erfordert zwar auch eine gewisse Mobilität, ist aber nicht unbedingt das, worauf es uns ankommt.

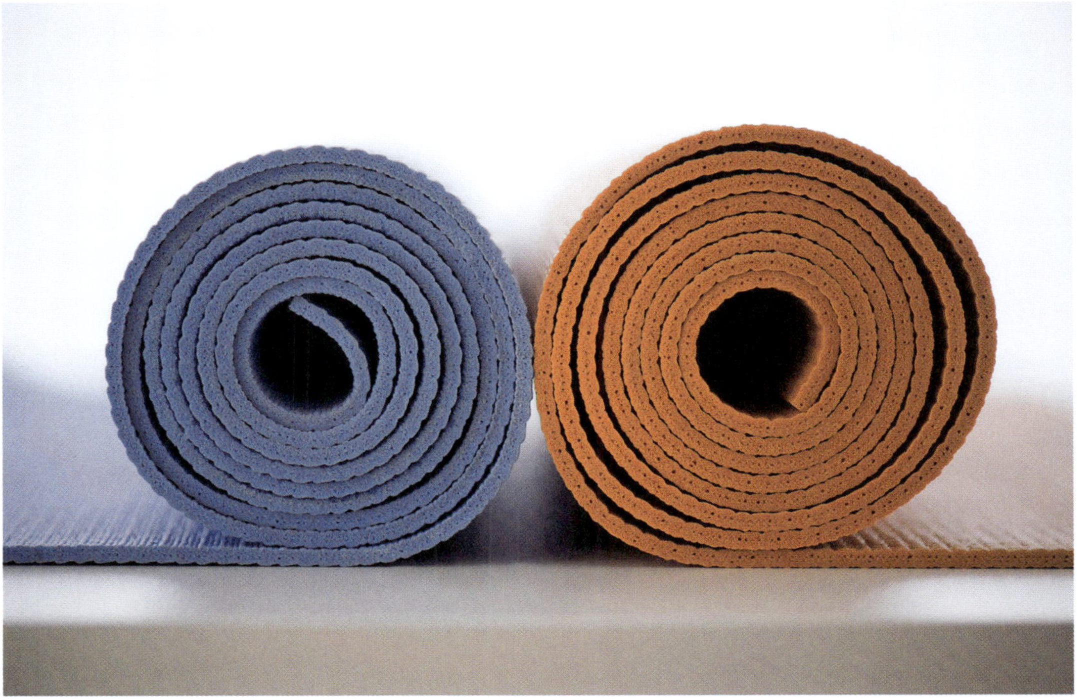

Von daher konzentrieren wir uns bei den Mobility-Tests auf die nachgewiesenermaßen größten Baustellen unseres Körpers, erheben aber keinen Anspruch auf Vollständigkeit. Denn das würde über den Rahmen dieses Buches hinausgehen, in dem wir ja möglichst viele gleichzeitig ansprechen, lebendig, mobil und gesund halten wollen. In unseren Onlinecoachings ist das natürlich ein wenig anders und auch individualisierter möglich: Dort sehen wir uns deine Körperhaltung/-spannung an, aus der wir einiges herauslesen können, und führen intensive Tests durch, um herauszufinden, welche Übungen für dich besonders geeignet sind. Dieser Weg steht dir natürlich immer offen, letztlich ist aber nicht deine Körperhaltung/-spannung das Ausschlaggebende, sondern der Bewegungsradius - und den überprüfen wir jetzt auf den nächsten Seiten.

Was brauchst du dazu?

- Weiche Unterlage oder Yoga-/Trainingsmatte
- Wand
- Lockere Sportbekleidung
- Nackte Füße
- Zehn bis fünfzehn Minuten Zeit

Wie gehst du am besten vor?

Führe alle Tests der Reihe nach einmal durch, und notiere die Ergebnisse danach, wie du dich während der Übung gefühlt hast. Hierzu findest du unter jeder Übung drei Smileys, die sich in »schlecht«, »mittel« und »gut« aufteilen und die du nach deinem Gefühl ankreuzen kannst. Je schlechter du hier aufgestellt bist, desto mehr und intensiver darfst du an deinen Schwachstellen üben.

Tipp: Dokumentiere deine Ergebnisse doch einfach, indem du sie mit deinem Handy abfotografierst. So kannst du deine Erfolge später leichter beurteilen.

Und dann?

Nach zwei bis drei Monaten, in denen du die folgend beschriebenen Übungen zu den einzelnen Körperzonen kontinuierlich durchgeführt hast – und es dir vermutlich schon wesentlich besser geht –, machst du einen Re-Test. Das heißt, du wiederholst die Vorabtests, um zu überprüfen, was sich alles getan hat. Und das wird sicherlich eine Menge sein. Am besten stellst du dir dazu eine Erinnerung in deinem Handy oder Tablet ein.

Die zweite Reihe der Smileys, die sich unter den Übungen der Tests befinden, ist für diesen Re-Test gedacht. Gern kannst du davon ebenfalls ein Foto machen und uns die Vorher-nachher-Bilder per Instagram zukommen lassen – die zaubern uns bestimmt auch ein Lächeln ins Gesicht.

Wir wünschen dir dabei viel Spaß, Erfolg und vor allem: Bleib geschmeidig! Es lohnt sich!

PS: Diejenigen unter euch, die hypermobil sind – das ist der Fall, wenn man zum Beispiel seinen Daumen so weit schmerzfrei umbiegen kann, dass er den Unterarm berührt –, haben meist kein Problem mit ihrer Beweglichkeit, sondern müssen eher darauf achten, dass sie ihre Muskulatur stärken und sich nicht zu sehr passiv dehnen. Da aber fast alle unserer Übungen aktiv sind, eignen sie sich auch für Hypermobile.

AUFSTEHEN VOM BODEN OHNE HILFE DER HÄNDE

Es gibt tausend Varianten, vom Boden aufzustehen, eine mögliche stellen wir dir hier vor. Du darfst aber auch gern kreativ werden und deinen eigenen Weg nach oben finden. Je feinmotorischer und vielseitiger – sprich, je mehr Varianten dir einfallen –, desto besser:

- Geh in den Fersensitz, und leg deine Hände auf den Oberschenkeln ab. ❶
- Richte nun deinen Oberkörper auf, und leg deine Arme seitlich an deinem Körper an. ❷
- Mach dann mit dem linken Fuß einen Ausfallschritt, ❸ und leg – wenn du etwas Kraft benötigst – deine Hände auf dem linken Oberschenkel ab.
- Zieh dich nun mit deiner ganzen Kraft in einem Schwung nach oben, und stell dich aufrecht hin. ❹

Bitte ankreuzen, wie gut es geklappt hat:

Re-Test:

Diesen Test nennen wir spaßeshalber oft »Alterstest«, denn mit ihm findest du schnell heraus, wie es um die Beweglichkeit deines ganzen Körpers bestellt ist. Und tatsächlich lässt die Fähigkeit aufzustehen nach – egal, ob mithilfe der Hände oder nicht –, je älter wir werden. Womit Stürze gefährlicher werden und wir, sollten wir dann doch mal hingefallen sein, allein nicht mehr hochkommen. Das ist – je nach Situation – eher weniger spaßig. Wer allerdings ohne fremde Hilfe aufstehen kann, ist hier klar im Vorteil. Denn »Hinfallen, aufstehen, Krone richten, weitergehen« ist so möglich! Das solltest du nicht vergessen!

Eine genaue Anleitung zum Test »Aufstehen vom Boden ohne Hilfe der Hände« und weitere Varianten dazu findest du hier:

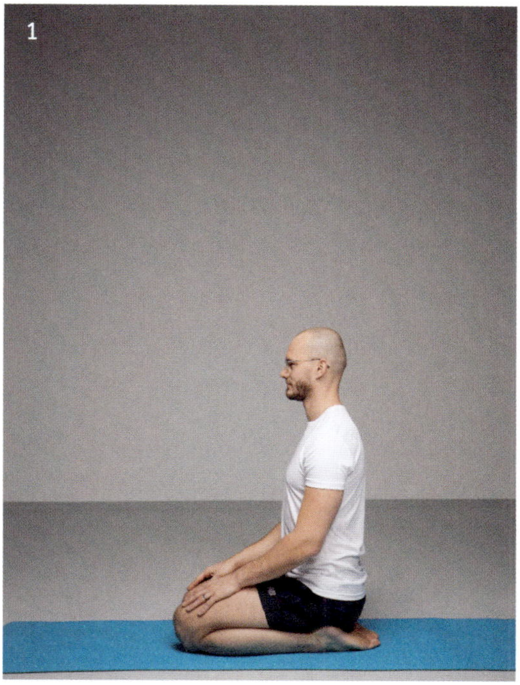
1

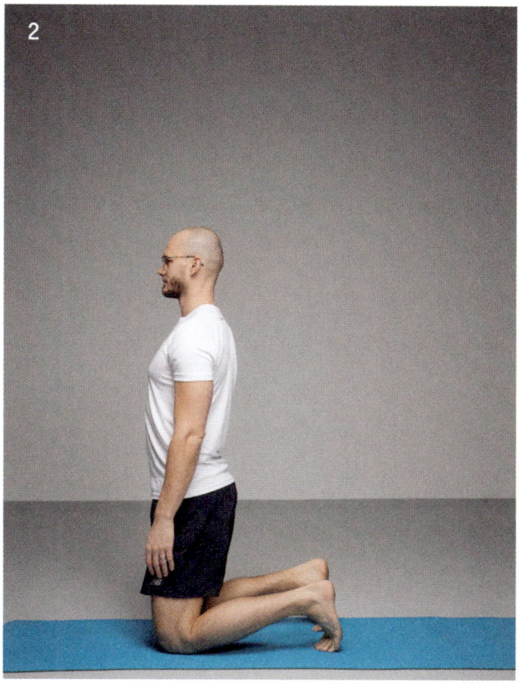
2

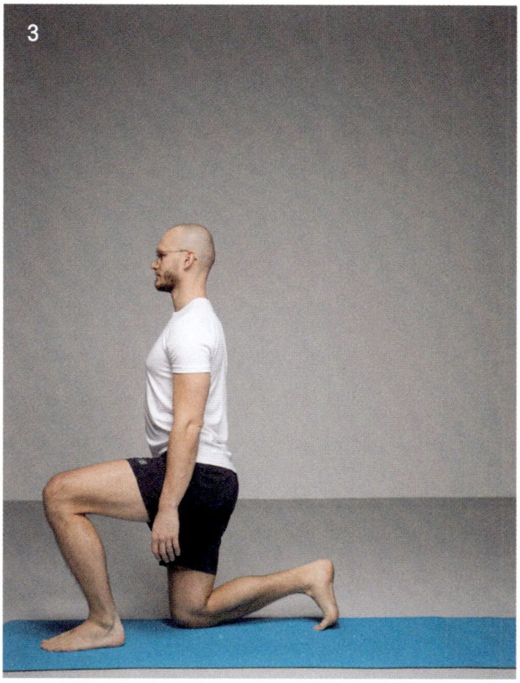
3

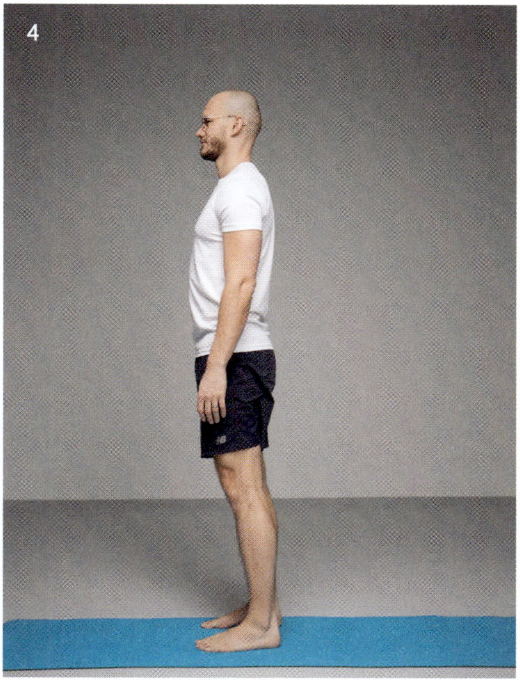
4

TIEFE HOCKE

- Geh in die Hocke, und leg deine ausgestreckten Arme auf den Knien ab.
- Stell deine Zehen möglichst gespreizt auf, und bleib so lange in der Hocke, wie es für dich möglich ist. Am besten fünf bis sechs Atemzüge lang – das entspricht etwa dreißig Sekunden, und die sollten es schon sein. ❶

GÄNGIGE FEHLER

- No-Go 1: Deine Fersen heben vom Boden ab! Das hängt oft mit immobilen Sprunggelenken zusammen und kann natürlich durch fleißiges Üben geändert werden. ❷
- No-Go 2: Ein gekrümmter Oberkörper kann zum einen an der wenig beweglichen Wirbelsäule und/oder zu viel Zug auf der vorderen faszialen Kette liegen, aber genauso von einem Engpass – beziehungsweise Impingement-Syndrom oder Ähnlichem herrühren. Auch hier ist Training das Mittel der Wahl! ❸
- No-Go 3: Deine Hüften sind zu weit gestreckt (im Yoga sagt man »geöffnet«)! So kompensiert der Körper gern eine fehlende Streckung der Wirbelsäule. ❹

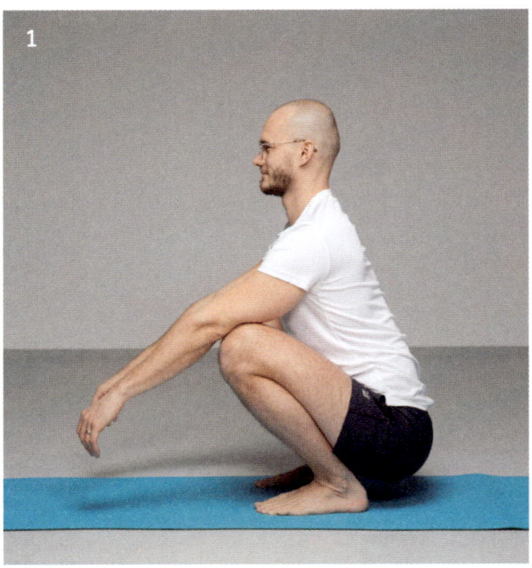

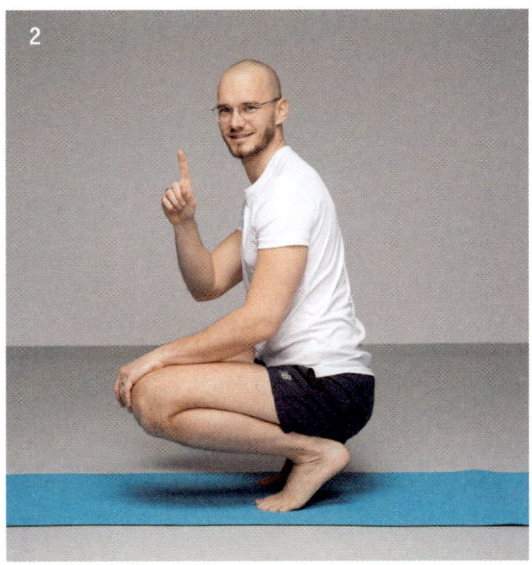

- Ganz selten scheitert die tiefe Hocke auch an der Anatomie – dann nämlich, wenn beispielsweise die Oberschenkel im Vergleich zu den Unterschenkeln »zu lang« sind. Hier ist es kaum zu verhindern, dass man umfällt!
  Eine weitere anatomische Ursache, welche die tiefe Hocke erschwert, kann auch die Ausrichtung der Hüftpfanne oder die Form des Oberschenkelhalses sein. In diesem Fall darf man sich gern behelfen, indem man beispielsweise die Fersen etwas erhöht und sie auf einem dicken Buch absetzt.

Bitte ankreuzen, wie gut es geklappt hat: ☺ 😐 ☹

Re-Test: ☺ 😐 ☹

Diese Position ist ein absolutes Basic-Skill: Jedes Kind kann in der tiefen Hocke verweilen. Gleichzeitig ist sie auch eine angenehme Arbeits- und Warteposition – egal, ob zu Hause beim Krümelzusammenkehren unter dem Esstisch oder beim Warten auf Bus und Bahn – und in anderen Kulturkreisen sowieso gang und gäbe. An der tiefen Hocke kann man zugleich mehreres ablesen: wie beweglich die Sprunggelenke sind, wie gut sich die Knie in der Beugung anfühlen, wie beweglich die Hüfte ist und wie gut die Wirbelsäule aufgerichtet werden kann.

Eine genaue Anleitung zum Test »Tiefe Hocke« findest du hier:

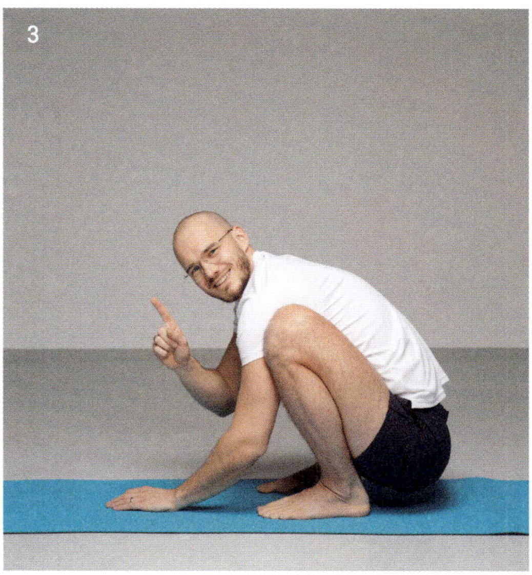

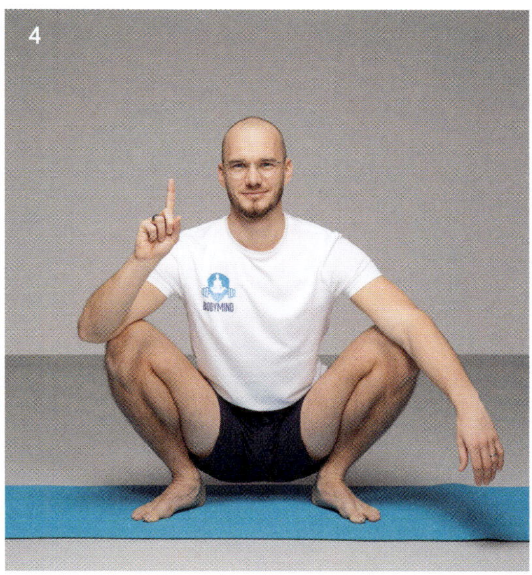

HÜFTPENDEL

- Stell dich hüftbreit hin, und verlagere dein Körpergewicht auf dein linkes Bein. Heb nun dein rechtes Bein, und winkle es um 90 Grad an. Lass deinen linken Arm locker neben dir hängen, und greif mit deiner rechten Hand auf dein rechtes Knie. ❶
- Bewege nun deinen rechten Unterschenkel nach links beziehungsweise innen (Außenrotation der Hüfte). ❷
- Bewege deinen rechten Unterschenkel von dort aus nach rechts beziehungsweise außen (Innenrotation). ❸
- Wechsle diese Positionen rhythmisch ab.
- Wiederhole das Ganze auf der anderen Seite.

1
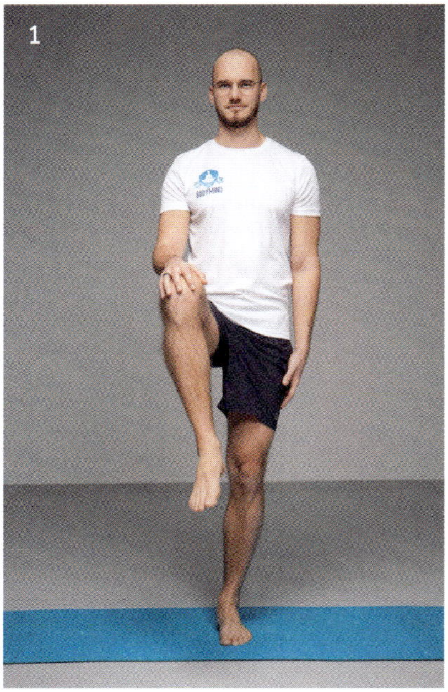
2
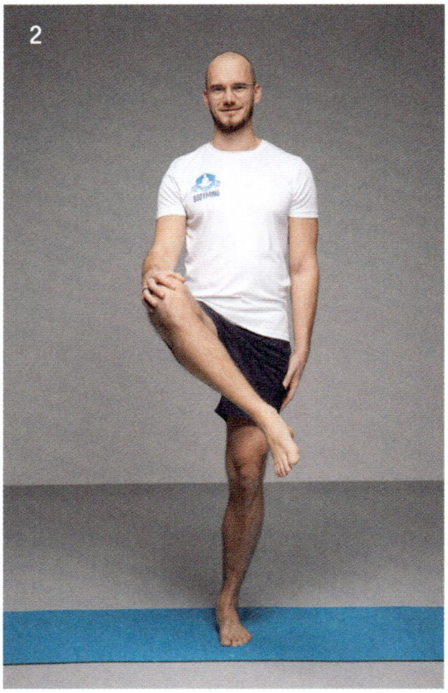
3
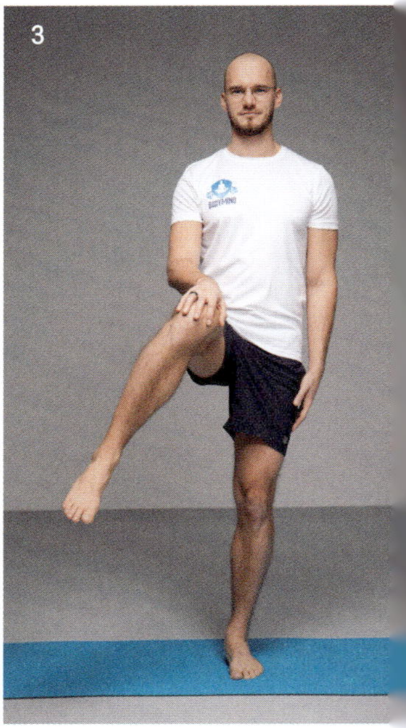

Ganz oft funktioniert hier eine Seite besser als die andere, also: alles im grünen Bereich – zumindest auf der Lieblingsseite.

Bitte ankreuzen,
wie gut es geklappt hat: ☺ 😐 ☹

Re-Test: ☺ 😐 ☹

In unserer Praxis erleben wir immer wieder, dass Menschen, die problemlos im Schneidersitz verbleiben können, bei dieser Hüftpendel-Übung zwar eine gute Außenrotation besitzen, aber bei der Innenrotation meist schwächeln – obwohl die Innenrotation für unseren Körper kein bisschen weniger von Bedeutung ist. Während man im Schneider- oder gar im Lotussitz (bei dem die Füße auf den Oberschenkeln ruhen) eine passive Rotation erreicht, ist bei diesem Test hingegen eine aktive Ansteuerung vonnöten. Funktioniert das beim »Hüftpendel« nur halbwegs, so bedeutet das für den Schneider- oder Lotussitz: Er kann muskulär nicht abgesichert werden und möglicherweise Schmerzen provozieren. All denjenigen unter euch, die sich aus dem Schneider- oder Lotussitz mit steifen Beinen und kribbelnden Füßen herauswinden, sei diese Übung also ans Herz gelegt.

KNIENDE RÜCKBEUGE

- Knie dich auf den Boden, und mach mit dem rechten Fuß einen Ausfallschritt. Leg deine Hände auf dem rechten Oberschenkel ab. ❶
- Kipp dein Becken nach hinten – die linke Pobacke sollte angespannt sein –, und beuge dein rechtes Bein noch weiter. Heb nun beide Arme gestreckt nach oben, ❷ und beuge deinen Oberkörper so weit wie möglich nach hinten. Dein Blick wandert mit nach oben.
- Wiederhole das Ganze einmal auf der anderen Körperseite.

GÄNGIGE FEHLER

Bei diesem Test bitte nicht schummeln und das Becken nach vorn anstatt nach hinten kippen. So umgeht man nämlich das Ziehen in der Oberschenkelvorderseite, das durch das viele Sitzen häufig auftritt und den Oberschenkel steif und schwach gemacht hat. Da wir letztlich unseren ganzen Alltag im nach vorn gebeugten Zustand meistern, ist die Rückbeuge für die

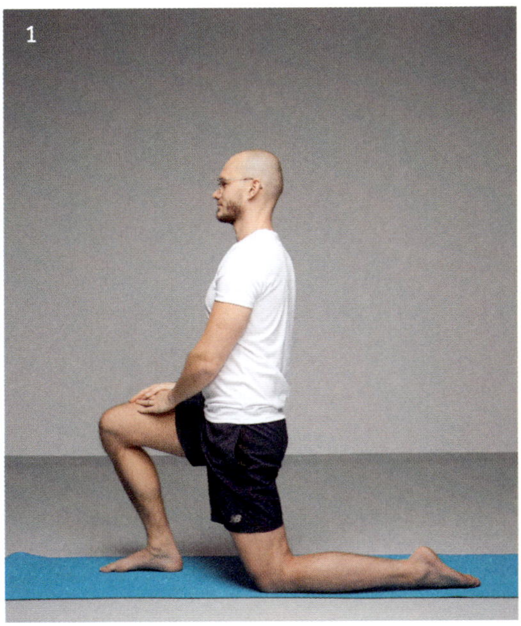

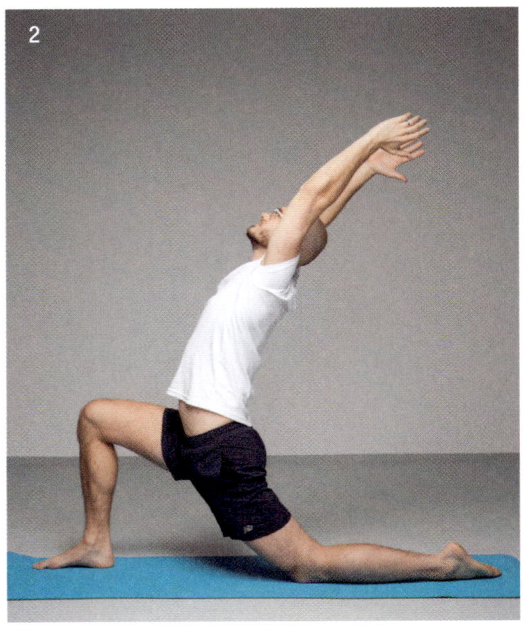

meisten unter uns eher schwieriger durchzuführen. Also: Es darf ruhig sanft ziehen in der Oberschenkelvorderseite, der Hüfte, dem Bauch und der Brustwirbelsäule.

**Bitte ankreuzen,
wie gut es geklappt hat:** ☺ 😐 ☹

Re-Test: ☺ 😐 ☹

Mit der »knienden Rückbeuge« kann man wunderbar testen, wie es um die Aktivierung der Gesäßmuskulatur bestellt ist. Diese wird nämlich ganz unbedingt benötigt, um die Hüfte zu strecken (sie zu »öffnen«).
Neben muskulären Dysbalancen und verkürzten Muskeln gibt es allerdings noch etwas anderes, was diese Bewegung einschränken kann: die Hüftkapsel. Sie befindet sich quasi als Schutzhülle um das Gelenk, hat in etwa die Textur von gegerbtem Leder und ist daher fast gar nicht bis minimal dehnbar. Dieses Kollagengewebe passt sich den Bewegungsimpulsen an, und das bedeutet: Sollte es in eine Richtung keine Bewegungsimpulse geben, weil eine Gruppe von Muskeln – wie hier die Gesäßmuskulatur – nicht ausreichend angesteuert werden kann, folgt auch die Hüftkapsel der Bewegung nicht. In diesem Fall hilft weder Ungeduld noch Dehnen, denn die Hüftkapsel reagiert nur auf regelmäßige Stimuli – und bis sich hier etwas bewegt, können Wochen oder gar Monate vergehen. Deshalb bitte nicht verzagen, sondern regelmäßig üben, denn Muskelinaktivität (hier: Hüftstreckung) und Bewegungseinschränkung (durch die Hüftkapsel) bedingen sich gegenseitig, und es braucht einiges an Überzeugungsarbeit, damit Gehirn und Körper auch folgen.

STEHENDE VORBEUGE

- Stell dich hüftbreit hin, und verteile dein Körpergewicht gleichmäßig auf deine Füße. Lass deine Arme locker neben dir hängen. ❶
- Beuge nun deinen Oberkörper mit durchgestreckten Beinen, und versuche, mit deinen Handflächen den Boden zu berühren. ❷

Du kannst ein paar Zentimeter gewinnen, indem du deine Schultern so weit wie möglich nach unten streckst.

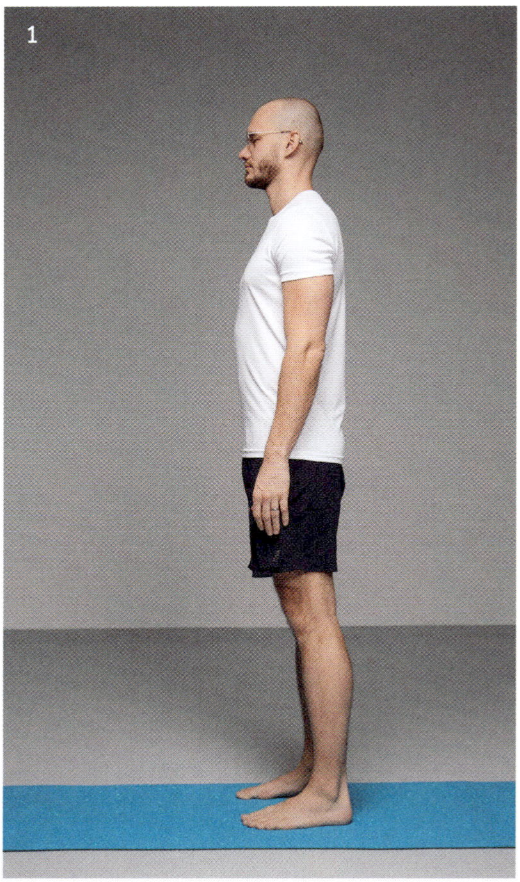

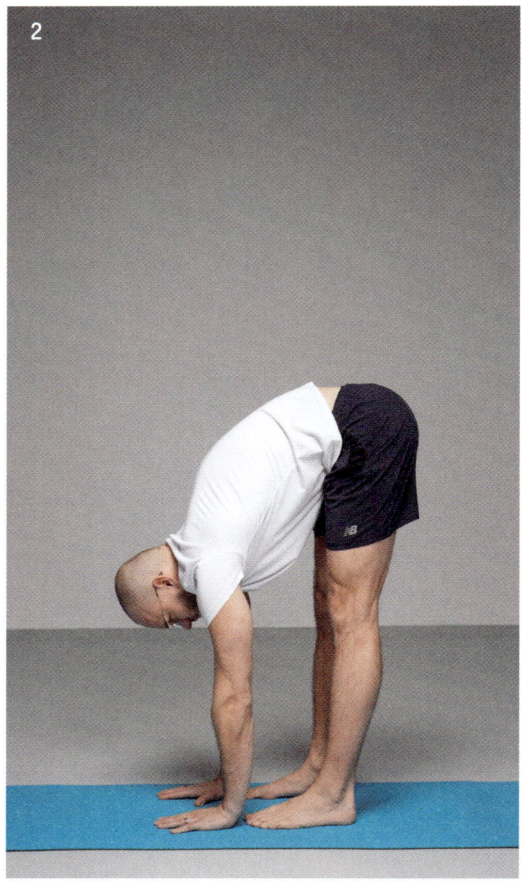

Bitte ankreuzen, wie gut es geklappt hat: ☺ 😐 ☹

Re-Test: ☺ 😐 ☹

Das ist ein klassischer Test, den du auch öfter bei dem Orthopäden, der Hausärztin oder dem Physiotherapeuten durchführen musst, damit sie überprüfen können, wie beweglich du bist. Bedenke aber, dass die »stehende Vorbeuge« nichts darüber aussagt, wie mobil einzelne Körperteile auf deiner Rückseite sind: So kann beispielsweise die Wirbelsäule durchaus beweglich sein, während die Beinrückseite es keineswegs ist – oder andersherum. Gerade im Alltag erleichtert aber eine mühelose Vorbeuge das Aufheben und Bücken, ohne sich gleich einen Hexenschuss zu holen. Es lohnt sich also, mobil zu sein!

SCHULTER HEBEN

- Stell dich hüftbreit mit dem Rücken an eine Wand; der ganze Rücken sollte die Wand berühren und kein Hohlkreuz bilden. Die Arme liegen locker auf deinen Oberschenkeln auf. ❶
- Bewege nun deinen rechten Arm seitlich nach oben, ❷ bis du mit deiner Hand die Wand berührst. ❸
- Wiederhole das Ganze einmal auf der anderen Seite.

GÄNGIGE FEHLER

Was hier so leicht aussieht, ist es meistens nicht: Oftmals neigt man bei dieser Übung dazu, in ein Hohlkreuz zu verfallen, indem man sich unbewusst nach hinten beugt. So befinden sich während der Übung zwar die Schultern an der Wand – auch mit der Hand und dem Arm kann man wunderbar die Wand berühren –, der Rücken hingegen liegt schon lange nicht mehr an der Mauer an. Hauptsächlich wenn der Latissimus, der größte Rücken-

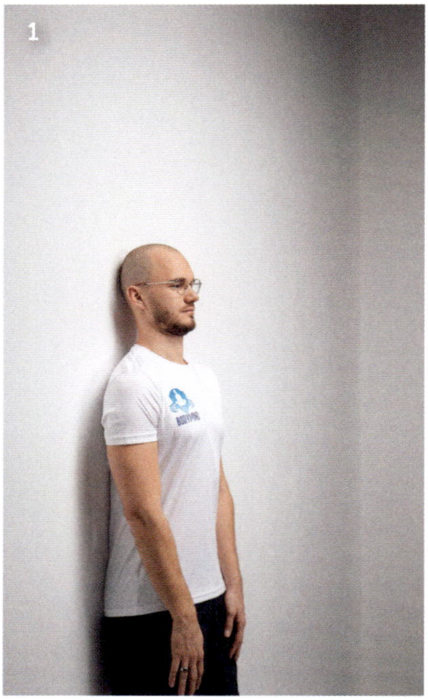

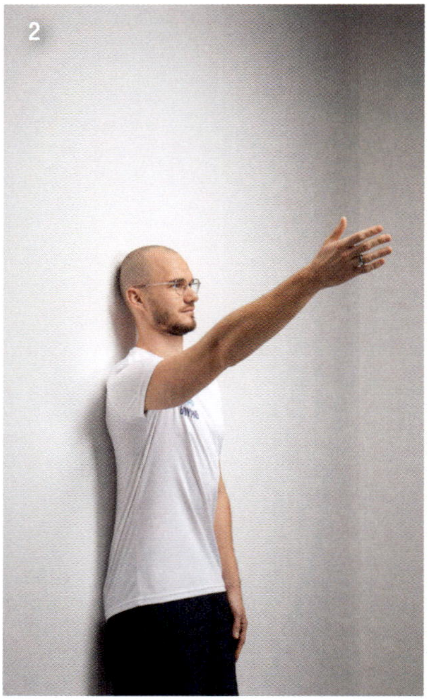

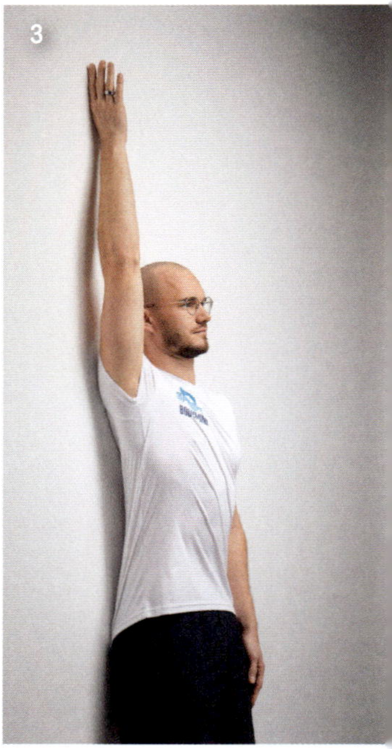

muskel, und der Brustmuskel angespannt sind, haben wir mit dieser Übung Probleme.

Bitte ankreuzen,
wie gut es geklappt hat: **Re-Test:**

☺ 😐 ☹ ☺ 😐 ☹

Der Test gibt aber nicht nur wunderbar über den Rücken- und Brustmuskel Aufschluss, sondern auch darüber, wie gut das Schulterblatt über den Brustkorb gleiten kann. Befinden sich etwa Verhärtungen, fasziale Verspannungen, unter dem Schulterblatt oder darum herum, ist die Beweglichkeit deutlich eingeschränkt.
Auch hier entsteht häufig ein Teufelskreis: Aufgrund der eigenen Immobilität bewegt man sich noch weniger, was wiederum dazu führt, dass noch mehr Verspannungen hinzukommen, die schließlich die Beweglichkeit noch mehr einschränken – und so weiter und so fort.
Um aus dieser Abwärtsspirale auszubrechen, ist es am besten, den Bewegungsradius wieder mit leichten Bewegungen – die an den jeweiligen Körper angepasst sind – Stück für Stück zu vergrößern. Langfristig gesehen, ist das die gesündeste Methode, um den Bewegungs- und Ruheschmerz zu lindern!

Eine genaue Anleitung zum Test »Schulter heben« findest du unter anderem hier:

DIE ÜBUNGEN: MOBIL WERDEN UND BLEIBEN

Nachdem du die Basic-Tests durchgeführt und eine erste Einschätzung über deine Beweglichkeit bekommen hast, folgen hier nun die einzelnen Körperzonen – die von den Füßen, unserem Fundament, bis nach oben zu unserem Kiefer verlaufen – mit den jeweiligen Übungen. Dabei haben wir uns auf die wichtigsten Sequenzen konzentriert, damit du keine Zeit und keinesfalls deine Motivation verlierst.

Bevor die Übungen losgehen, informieren wir dich immer über den gesundheitlichen Mobility-Aspekt der einzelnen Körperzone – allein das zu wissen, kann dich schon inspirieren und mental bei den Übungseinheiten unterstützen. Schließlich tust du damit deinem Körper und deiner Gesundheit, also dir selbst, einen großen Gefallen.

Wie aber nun vorgehen? Am besten pickst du dir deine jeweiligen Schwachstellen heraus, übst sie so regelmäßig wie möglich und vergisst dabei aber nicht, auch die gut ausführbaren Übungen zu wiederholen. Ist dir eine Übung besonders schwergefallen, wiederholst du diese etwa zehnmal, falls du durchschnittlich abgeschnitten hast, fünfmal – und bei einer guten Ausführung dreimal. Auf jeden Fall so oft pro Tag und Woche, wie es geht, denn: *Practice makes perfect!* Je öfter du eine Bewegung machst, desto wichtiger stuft sie unser Gehirn ein, und du schaffst so die Voraussetzung für neuronale Netzwerke.

Und nicht verzweifeln, falls das etwas länger dauert als gedacht: Wie im Abschnitt »Neuroplastizität – für Neues ist man nie zu alt« (siehe Seite 38) beschrieben, benötigt das Gehirn manchmal lange, bevor es ein Bewegungsmuster freischaltet. Von daher kann es durchaus passieren, dass eine Übung plötzlich, quasi von einem Tag auf den anderen, funktioniert. Je

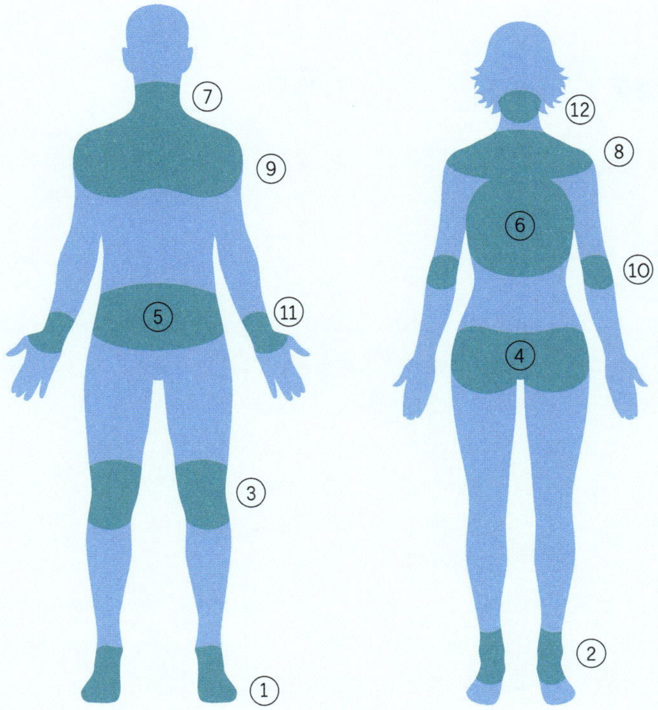

Zone 1: Fuß
Zone 2: Sprunggelenk
Zone 3: Knie
Zone 4: Hüfte
Zone 5: Lendenwirbelsäule
Zone 6: Brustwirbelsäule
Zone 7: Halswirbelsäule
Zone 8: Schulterpartie
Zone 9: Schulterblatt
Zone 10: Ellenbogen
Zone 11: Handgelenk
Zone 12: Kiefer
Zone 13: Rückseite
Zone 14: Vorderseite

besser du schließlich eine Übung ausführen kannst, desto weniger Wiederholungen sind erforderlich. Wir trainieren manche Übungen zwar täglich, aber nur mit einer einzigen Wiederholung, um dem Körper den Impuls zu geben, diese Bewegung keinesfalls abzubauen, weil wir sie noch brauchen.

Probiert die Übungen, die wir euch auf den nächsten Seiten zusammengestellt haben, also alle unbedingt aus, bleibt dran – und: Werdet geschmeidig!

Viel Spaß dabei!

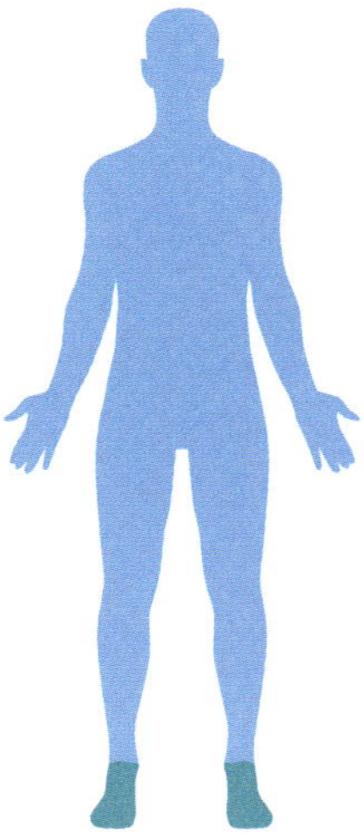

ZONE 1: DER FUSS – DER MEISTUNTERSCHÄTZTE KÖRPERTEIL

Unsere Füße tragen uns durchs Leben, mit ihnen umrunden wir drei- bis viermal unseren Erdball – was etwa unglaublichen 120 000 bis 160 000 Kilometern entspricht, ohne Jogging- und Walkingrunden mitzuzählen –, und circa 25 bis 57 Prozent unserer Lebenszeit verbringen wir auf den Beinen. Wie ihr hier schon erkennen könnt, gibt es eine ziemliche Range bei den Kilometer- und Prozentangaben, was damit zusammenhängen mag, dass je nach Land unterschiedlich viele Kilometer zurückgelegt werden. Während Amerikaner im Schnitt nur 3000 Schritte täglich schaffen – was im Alter von 75 Jahren kläglichen 54 750 Kilometern entspricht –, kommt man mit den berühmten 10 000 Schritten pro Tag mit 75 Jahren auf sensationelle 164 250 Kilometer.[29]

Da sage noch mal einer, Füße wären absolut unwichtig und nur dazu da, um ihnen modisch passende Socken anzuziehen. Nein, sie haben ein extrem wichtiges Standing – im wahrsten Sinne des Wortes –, sind das Fundament unseres Körpers und letztlich fürs Gleichgewicht sowie unsere Beweglichkeit zuständig.

Unsere Fußsohlen sind der erste Kontaktpunkt zum Boden, und sie leiten mit ihren Rezeptoren wesentliche Informationen über die Bodenbeschaffenheit et cetera an das Gehirn weiter. Hinzu kommen 26 Knochen, 33 Gelenke, über hundert Bänder, zwanzig Muskeln sowie ihre Sehnen, Nervensysteme und -rezeptoren, die nicht nur unsere Füße zusammenhalten, sondern auch miteinander arbeiten und verschaltet sind. Und je besser unsere Füße geschult werden, umso geschmeidiger laufen Bewegungen und Interaktionen ab. So viel erst mal zu den aussagekräftigsten Fakten.

Angesichts dieser Tatsachen macht es natürlich Sinn, die Füße als tragendes Element unseres Körpers gesund zu halten, zu pflegen – und eben auch zu trainieren. Wir brauchen stabile Füße im Alltag: zum Gehen, Laufen und Joggen, aber auch für jegliche Kraftanstrengung wie Einkaufstüten tragen, Wäschekörbe schleppen, Reifen wechseln et cetera. Tatsächlich aber leiden sehr viele Menschen an einer Fehlstellung oder Deformierung der Füße, das können Knick-Senk-, Platt- oder Spreizfüße genauso sein wie zum Beispiel Hammer- oder Ballenzehen (Hallux valgus). Oft führen solche Fehlbildungen dann zu Knie-, Hüft- oder Rückenproblemen, weil der Körper versucht, eine falsche Haltung auszugleichen (siehe auch *Joint-by-Joint-Approach,* Seite 32).

Gehen wir der Sache auf den Grund, stellt sich heraus, dass derartige Beschwerden in den meisten Fällen aus der falschen Schuhwahl resultieren. Worauf solltet ihr beim Schuhwerk also achten? Dazu sehen wir uns hier drei unterschiedliche Schuharten an: den *konventionellen Schuh,* den die meisten Leute anhaben, den *Funktional-* und den *Barfußschuh.*

Wenn wir von Letzterem ausgehen, dem Best-Case-Szenario, dass ihr nämlich den »minimalen« Schuh tragen wollt, dann ist hier Folgendes essenziell: Ein *Barfußschuh* hat eine breite »Zehenbox«, in der ihr eure Zehen auffächern könnt – die beiden Großzehen sollten dabei zueinander zeigen. Denn anders als beim Hallux valgus, den insbesondere viele Frauen aufweisen, weil sie sich in viel zu enge Schuhe zwängen, wirken die zueinander zeigenden »großen Onkel« unter anderem auch Plattfüßen entgegen. Das liegt daran, dass ihr so auf einem breiten Fundament steht. Zudem muss die Sohle eines Barfußschuhs relativ dünn sein – wir reden da teilweise von einer 3, 6 beziehungsweise 8 Millimeter dünnen Sohle. Die ist unerlässlich, damit ihr spüren könnt, auf welchem Untergrund ihr unterwegs seid, denn darüber bildet sich euer Bewegungsablauf aus. Schließlich sollte die Sohle flexibel sein, sie muss sich mit deinem Fuß drehen und wenden können. Und – noch ein extrem wichtiger Punkt – der Barfußschuh darf keine Erhöhung aufweisen, weder vorn durch eine Zehenhebung noch hinten mittels einer Sprengung (Absatz).

Der *konventionelle Schuh,* damit sind der Anzugschuh, Sneaker, aber auch der Sport- und Freizeitschuh gemeint, unterstützt wiederum den Fuß vorn und hinten mit einem gepolsterten Absatz und einer dicken, mehr oder weniger unelastischen Sohle. Gleichzeitig bietet er nur wenig Platz für die Zehen, was dazu führt, dass diese deformieren können, die Fußmuskulatur verkümmert und die komplette Biomechanik gestört wird (siehe auch den *Use-it-or-lose-it*-Effekt auf Seite 32). Was also tun? Wir raten den meisten dazu, zumindest auf einen Funktionalschuh umzusteigen: Er gibt den Zehen – genauso wie der Barfußschuh – die größtmögliche Bewegungsfreiheit, ist flach und hat keine Fersensprengung. Im Vergleich zum Barfußschuh weist er allerdings nicht die gleiche Flexibilität auf, und auch die Sohle ist nicht ganz so dünn.

Wieso empfehlen wir euch nun den *funktionellen* und nicht gleich den Barfußschuh? Im Laufe unserer Hunderten von Coachings haben wir festgestellt, dass viele Leute beziehungsweise deren Füße anfangs nicht gut mit dem Minimalschuh zurechtkommen. Sie laufen damit ein paar Tage und Wochen herum und haben dann starke Fußschmerzen, einen Fersensporn oder aber andere Beschwerden. Der Fuß weist nämlich ein gewisses Fußfett auf, also eine Art Knautschzone, die im Alter leider abnimmt, was zur Folge hat, dass es mit fünfzig beziehungsweise sechzig Jahren problematischer wird, auf den Barfußschuh umzusteigen. Hier wäre also der Funktionalschuh eine gute und auch langfristige Lösung.

Aber selbst wenn ihr jünger seid, solltet ihr zunächst von einem normalen auf einen funktionellen Schuh und erst dann auf den Barfußschuh mit noch dünnerer Sohle und noch mehr

Flexibilität wechseln. Und schlussendlich könnt und sollt ihr sogar – wie wir das den ganzen Sommer über tun – draußen barfuß laufen.

Tatsächlich empfehlen wir dies eigentlich das ganze Jahr über, und in der Regel funktioniert das im Winter auch bestens drinnen. Einfach mal zu Hause loslegen und ausprobieren: Wie fühlt sich zum Beispiel der Fliesenfußboden in der Küche an, wie der Holzboden im Wohnzimmer und wie das Laminat im Gang? Und dann im Frühling: ab ins Freie und auf den unterschiedlichen Untergründen wie Rasen, Asphalt, Sand und Kies spazieren gehen. Dabei merkt ihr nämlich erst, wie sich eure Bewegungen den verschiedenen Bodenbeschaffenheiten anpassen – und sich danach euer Bewegungsablauf und -apparat dementsprechend ausbildet.

Die Angst vor kalten Füßen ist hier übrigens weitestgehend unbegründet, solange ihr nicht friert und zittert. Auf kühlen Böden dürfen die Füße sogar kalt sein, ansonsten würdet ihr eine Menge Energie in Form von Wärme verlieren. Rein wissenschaftlich gesehen gibt es auch keinen direkten Zusammenhang zwischen einer Erkältung oder einer Blasenentzündung und kalten Füßen, da diese Erkrankungen von Viren und Bakterien verursacht werden. Solltet ihr euch aber bereits einen Infekt zugezogen haben, dürft ihr eure Füße gern warm halten, damit das Immunsystem alle erdenklichen Energien, die es zur Wärmeproduktion benötigt, bereitstellen kann.

Ansonsten sollt und könnt ihr eure Füße sehr gut selbst schulen, indem ihr eure Zehen trainiert. Gerade die Übung »Große-Zehen-Verankerung« (also die beiden großen Zehen auf den Boden zu drücken), die wir euch auf der nächsten Seite vorstellen, spielt hier eine große Rolle, aber auch die Fersensitzvariante, bei der ihr das Aufrichten eurer Fußgewölbe trainiert.

ZEHENSPIEL

Ausgangsposition ❶

- Stell dich hüftbreit hin, und verteile dein Körpergewicht gleichmäßig auf deine Füße.
- Heb deine Zehen vom Boden, und setz sie dann so gespreizt wie möglich auf der Matte ab.

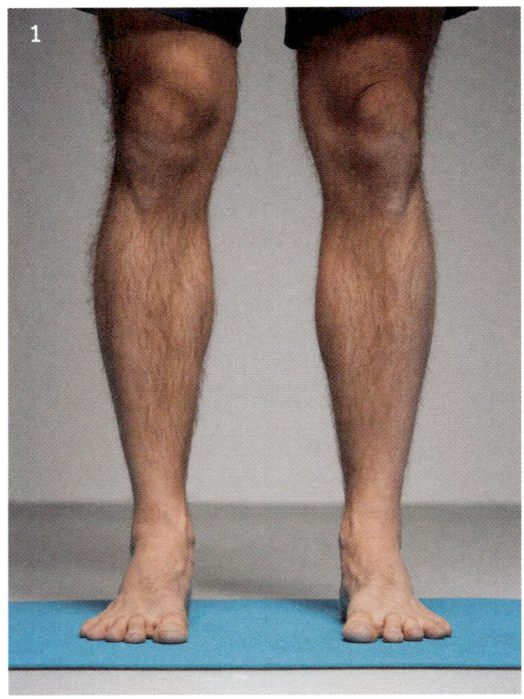

Kleine-Zehen-Verankerung ❷

- Zieh beide große Zehen gleichzeitig nach oben, während du die übrigen Zehen auf die Matte presst.

Große-Zehen-Verankerung ❸

- Wechsle nun die Positionen der Zehen, indem du beide große Zehen auf die Matte bringst und die übrigen Zehen nach oben ziehst.

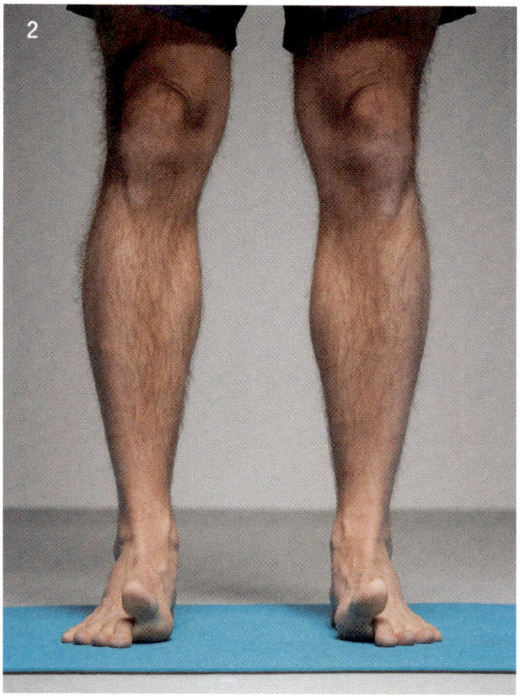

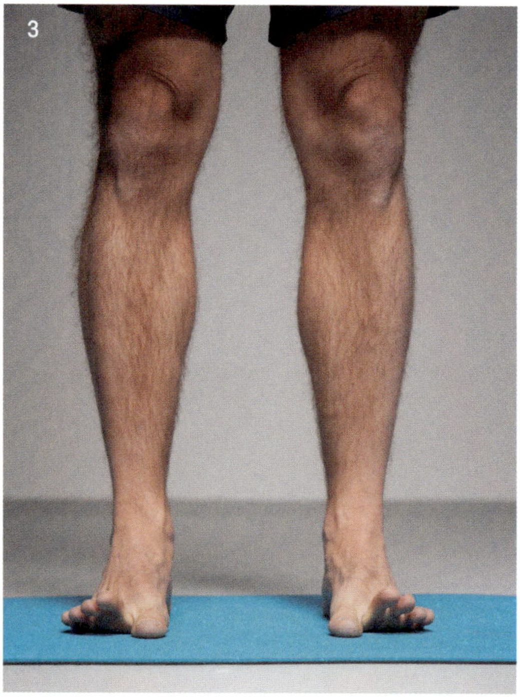

VARIATION ❹

Das Spiel mit den Zehen kann natürlich beliebig variiert werden, indem du beispielsweise die rechte große Zehe nach oben ziehst (die übrigen Zehen des rechten Fußes auf die Matte drückst) und die linke große Zehe in die Matte presst sowie die übrigen Zehen des linken Fußes nach oben ziehst. Mehrfach hintereinander abwechseln.

GÄNGIGE FEHLER ❺

Um die kleinen Zehen nach oben zu bringen, kippen wir unbewusst gerne unsere Sprunggelenke nach innen. So heben die Zehen zwar vom Boden ab, jedoch nicht weil diese – wie gewollt – angesteuert werden, sondern aufgrund des nach innen gekippten Sprunggelenks. Achte daher stets auf ein aufgerichtetes Fußgewölbe.

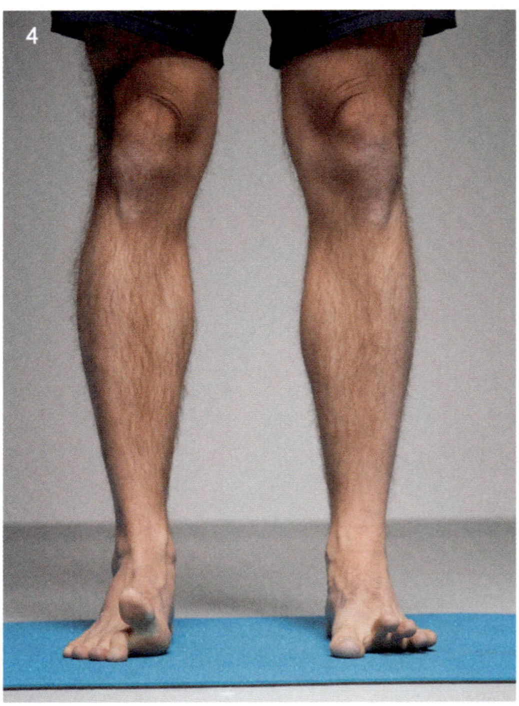

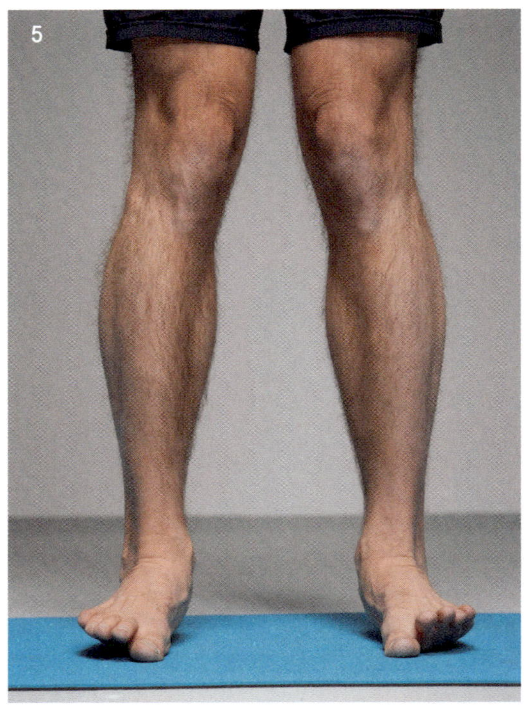

ERSTE HILFE

Keine Panik, wenn diese Übung nicht auf Anhieb klappt! Was hier so einfach aussieht, kann viele von euch erst mal vor ein Rätsel stellen: Das Zehenspiel gehört nämlich zu den anfangs schwereren Mobility-Einheiten, für die du etwas mehr Geduld aufbringen musst. Deshalb kannst du zur Unterstützung auch gern die Finger hinzunehmen – sie drücken entweder alle anderen Zehen nach unten (während die große Zehe nach oben gezogen wird) oder die großen Zehen herunter (während alle anderen Zehen nach oben gezogen werden), je nachdem, in welcher Übungsphase du dich gerade befindest. Regelmäßiges Üben fördert die Neuroplastizität unseres Gehirns, was bedeutet, dass das Zehenspiel von einem Tag auf den anderen funktionieren kann – dein Gehirn hat »die Lösung« quasi freigeschaltet.

GUT ZU WISSEN

Der große Zeh trägt gemeinsam mit dem kleinen Zeh und der Ferse die Hauptlast unseres Körpers. Gleichzeitig setzt der »Große« die beim Gehen und Laufen entstehenden Kräfte um und federt zusammen mit den anderen Zehen beispielsweise Sprünge ab. Das können unsere Füße am besten, wenn die Zehen möglichst breit aufgefächert sind und der große Zeh eine gute Bodenhaftung besitzt. Wichtig ist außerdem, dass alle Zehen in deinen Schuhen genügend Platz finden und nicht im Schuhwerk eingezwängt werden.

FERSENSITZVARIANTEN

- Geh in den Fersensitz, und leg deine Hände auf den Oberschenkeln ab. ❻
- Stell nun deine Zehen möglichst gespreizt auf, und setz dich wieder auf deine Fersen. ❼
- Wechsle die Positionen ab.

VARIATION

Statt die beiden Positionen abzuwechseln, kannst du auch in der jeweiligen Stellung verbleiben. Diese Übung hat dann einen dehnenden Effekt:

- Geh in den Fersensitz, und bleib dort so lange, wie du die Position als angenehm empfindest. ❻
- Stell nun deine Zehen möglichst gespreizt auf, und setz dich wieder auf deine Fersen. Bleib auch dort wieder so lange, wie du die Position als angenehm empfindest. ❼

GUT ZU WISSEN

An der Fußsohle zieht sich unsere Plantarfaszie (Sehnenplatte) entlang: Sie beginnt unter dem Fersenbein, reicht bis zu den Zehen und stabilisiert unsere Füße beim Laufen, Hüpfen und Gehen. Zudem gehört sie zur myofaszialen Rückenkette (die vom Fuß bis in den Hinterkopf reicht), was bedeutet, dass Verspannungen in der Plantarfaszie zu Problemen beziehungsweise Schmerzen im Kopf-Nacken-Bereich führen können. Diese Übung wirkt sich also unter anderem auf die komplette Körperrückseite aus und kann so Spannungskopfschmerzen lindern.

ERSTE HILFE

Bei stark schmerzenden Fußgelenken kannst du dir ein zusammengerolltes Handtuch unter die Fußgelenke legen. Falls du Knieprobleme hast, solltest du dich auf eine gefaltete Decke oder einen Yogablock knien.

Ein komplettes Programm für gesunde Füße findest du hier:

6

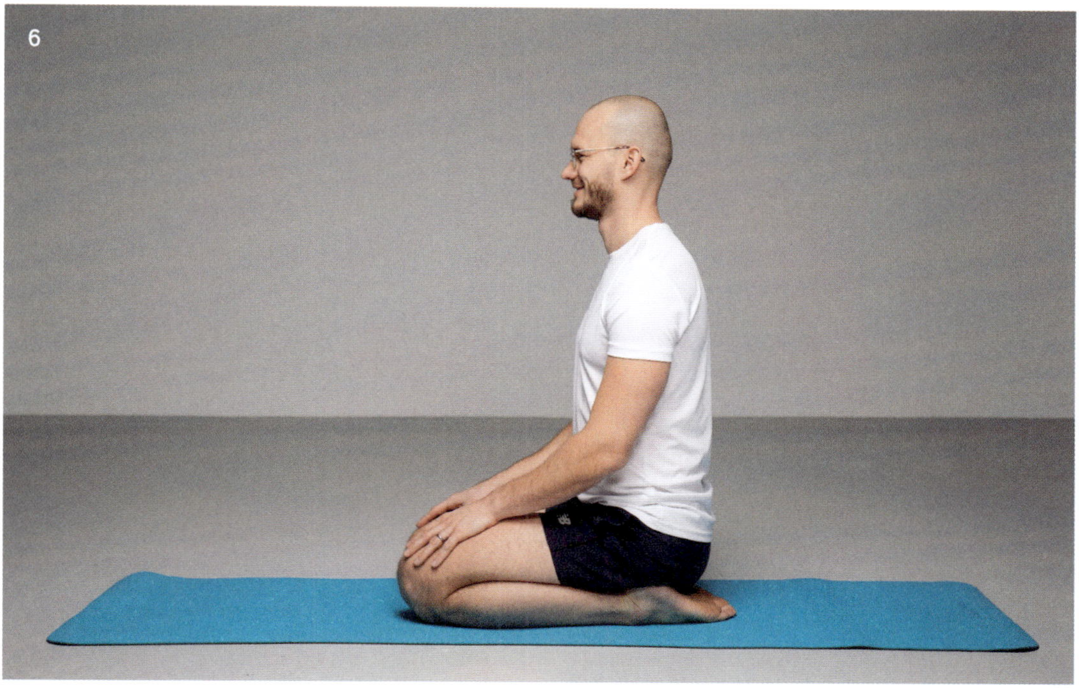

7

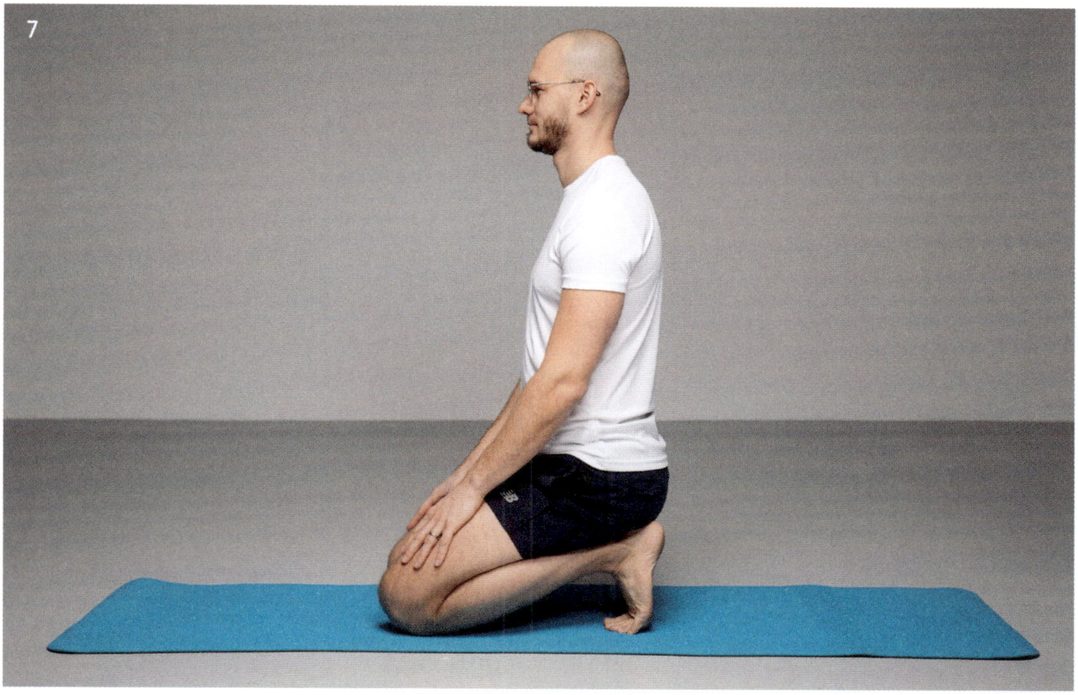

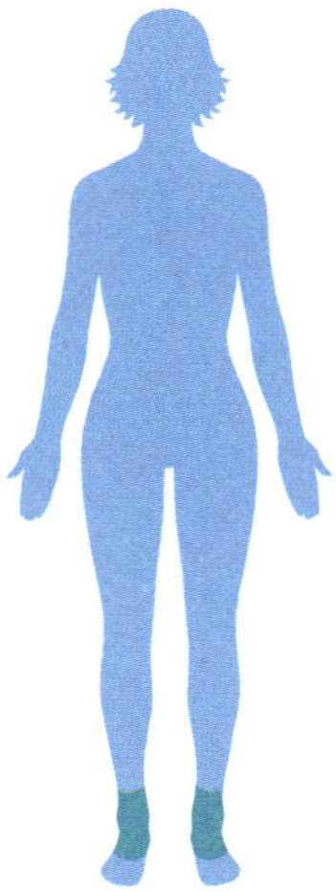

ZONE 2: DAS SPRUNG-GELENK – EINS DER AM STÄRKSTEN BELASTETEN GELENKE

Wie wichtig die Füße für unsere Mobilität sind, haben wir gerade eben erfahren. Dass das Sprunggelenk den Füßen dabei in nichts nachsteht und dementsprechend bedeutsam für einen stabilen Stand und die Koordination unseres Gangs ist, erklärt sich von selbst. Zusammen mit den Füßen sind unsere Sprunggelenke nämlich einer ständigen und zugleich großen Belastung ausgesetzt: Beim Laufen und Springen wirken Kräfte, die einem Mehrfachen unseres Körpergewichts entsprechen. Daher schützt ein stabiles und funktionierendes Sprung- beziehungsweise Fußgelenk vor Bänderdehnungen und -rissen oder aber Sprunggelenksbrüchen.

Warum ist das so? Das Sprunggelenk - der obere Teil wird auch als Scharniergelenk bezeichnet - verbindet die Unterschenkelknochen (Waden- und Schienbein) mit dem Fußknochen und besteht aus zwei Teilgelenken: dem unteren und oberen Sprunggelenk. Daher spricht man auch gern von einem funktionalen Gelenkkomplex. Das obere Sprunggelenk ermöglicht das Heben und Senken sowie das Einwärtsdrehen (Pronation) und Auswärtsdrehen (Supination) des Fußes. Und mit dem unteren Sprunggelenk lassen sich Fußaußen- und -innenrand seitlich bewegen. Stabilisiert wird dieser Gelenkkomplex schließlich von einem straffen Kapsel-Band-Apparat.

Bei dieser ganzen Komplexität verwundert es auch nicht weiter, dass ihr schmerzhaften Verletzungen am besten entgehen könnt, indem ihr euer Sprunggelenk auf allen Ebenen beweglich haltet. Denn je mehr aktiven Bewegungsradius euer Sprunggelenk aufweist, desto mehr Bewegungsenergie kann theoretisch gespeichert und abgegeben werden – und umso müheloser seid ihr unterwegs. Die Übungen auf den folgenden Seiten unterstützen euch dabei!

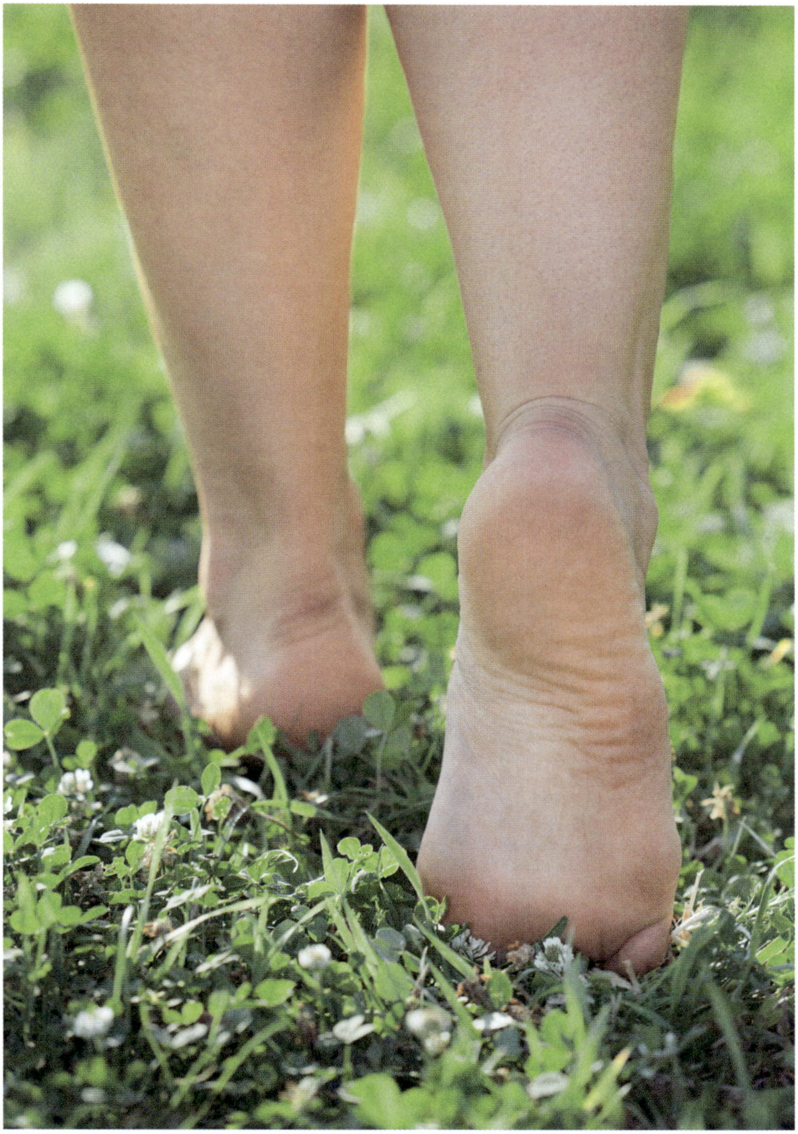

FUSSKREISEN

- Leg dich auf den Rücken, und winkle das rechte Bein an. Streck das linke Bein leicht angewinkelt in Richtung Decke, und stütze den Oberschenkel, indem du ihn mit beiden Händen umfasst.
- Kreise nun dein Sprunggelenk auf der 12-Uhr-Position im Uhrzeigersinn. Wechsle dann die Richtung, und kreise dein Sprunggelenk entgegen dem Uhrzeigersinn. ❶
- Wiederhole das Kreisen deines Sprunggelenks auf der 18-Uhr-Position im Uhrzeigersinn. Wechsle auch hier die Richtung, und kreise dein Sprunggelenk entgegen dem Uhrzeigersinn. ❷
- Wiederhole das Ganze auf der anderen Seite.

VARIATION

»Kirschen pflücken« heißt hier eine Variante: Dafür spreizt du die Zehen weit auf, streckst den Fuß dann so nach oben, greifst zu – rollst also deine Zehen ein – und ziehst im weiteren Verlauf den Fuß mit den eingerollten Zehen schließlich so weit wie möglich in der Flexion zu dir heran.
Bei der zweiten Variation rollst du deine Zehen auch ein, lässt sie dann aber so und beginnst zu kreisen. Damit hast du mehr Spannung im System, deshalb Vorsicht: Krampfgefahr.

ERSTE HILFE

Während das Ausstrecken des Fußes beziehungsweise Sprunggelenks meistens noch gut funktioniert, klappt das Flexen (Heranziehen des Fußes Richtung Schienbein) eher weniger. Das sieht man auch bei der tiefen Hocke: Dabei kippt man einfach nach hinten um.
Falls deine Muskeln brennen und du das Gefühl hast, nicht mehr lange durchhalten zu können, dann hast du alles richtig gemacht! Diese Mobility-Einheit soll für dich anstrengend sein, das Muskelbrennen gehört also mit dazu.

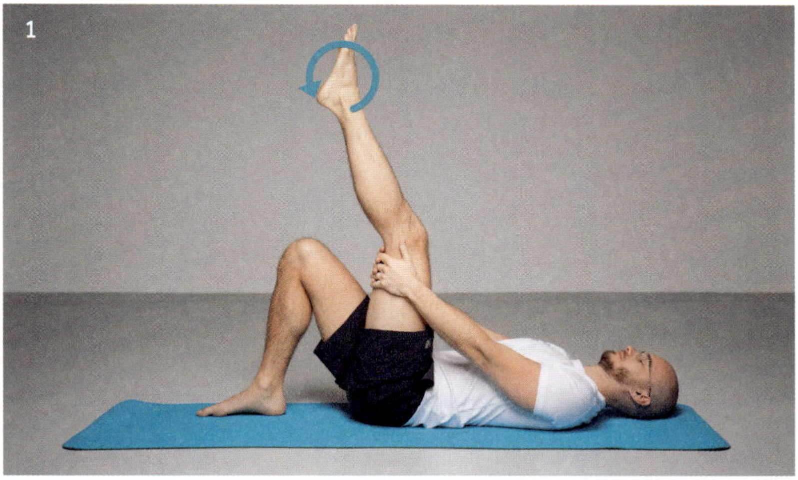

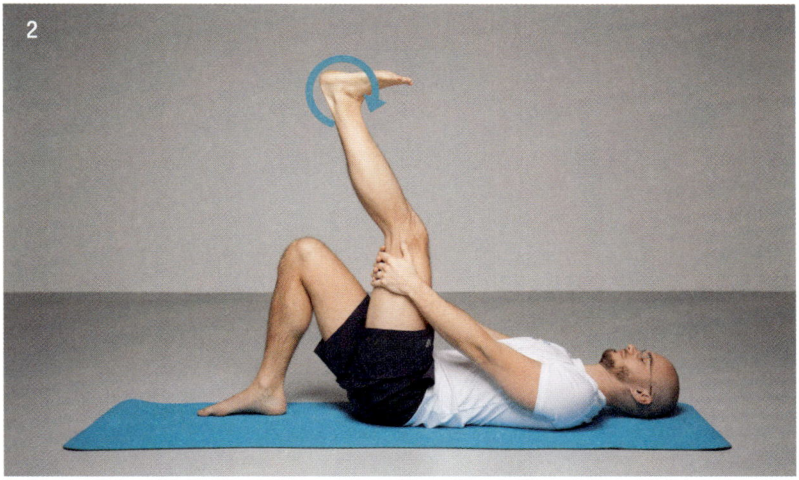

GUT ZU WISSEN

Diese Übung kommt ohne das komplette Körpergewicht auf den Gelenken aus – weil man ja liegt – und kann eigentlich fast immer ausgeführt werden. Deshalb eignet sie sich auch super in der Reha nach einer Sprunggelenksverletzung, da man dadurch schneller seinen Bewegungsradius verbessern kann. Einzige Ausnahme: Bei frischen Verletzungen oder OP-Narben – die aber meistens nach vierzehn Tagen abgeheilt sind – bitte die Finger beziehungsweise Füße von der Übung lassen!

SEITLICHES »ABKNICKEN« DER SPRUNGGELENKE

- Stell dich hüftbreit hin, und verteile dein Körpergewicht gleichmäßig auf deine Füße. Setz einen Fuß nach vorn, verteile dein Körpergewicht nach Belieben, und lehne deinen Oberkörper ebenfalls nach vorn. ❸
- Bewege die Fußinnenkante nach außen, ❹ und komm mit dem Fuß dann wieder auf die Matte zurück.
- Bewege nun die Fußaußenkante nach innen, ❺ und komm mit dem Fuß wieder auf die Matte zurück.
- Wechsle diese Positionen rhythmisch ab.
- Wiederhole das Ganze auf der anderen Seite.

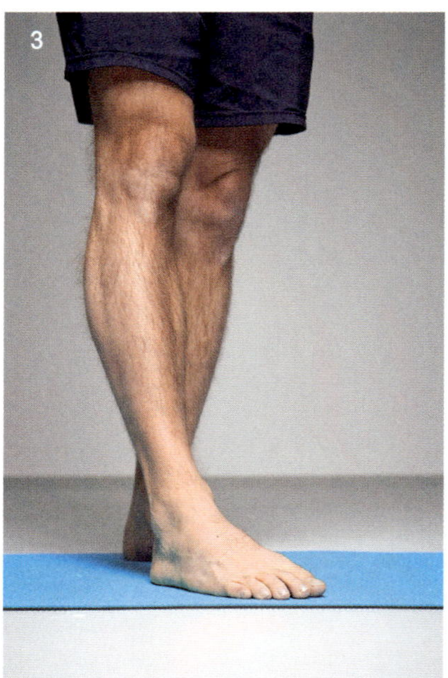
3

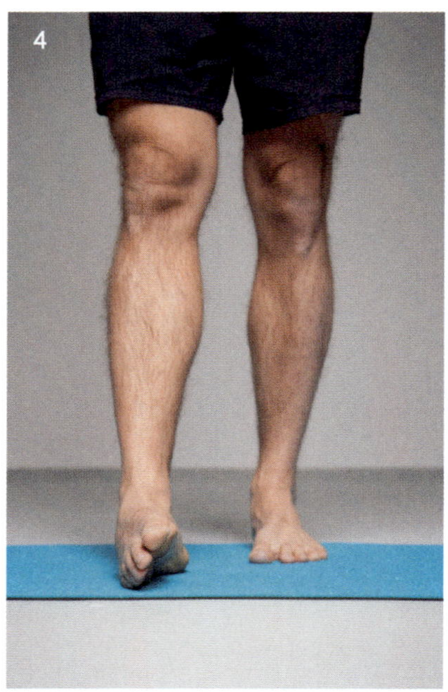
4

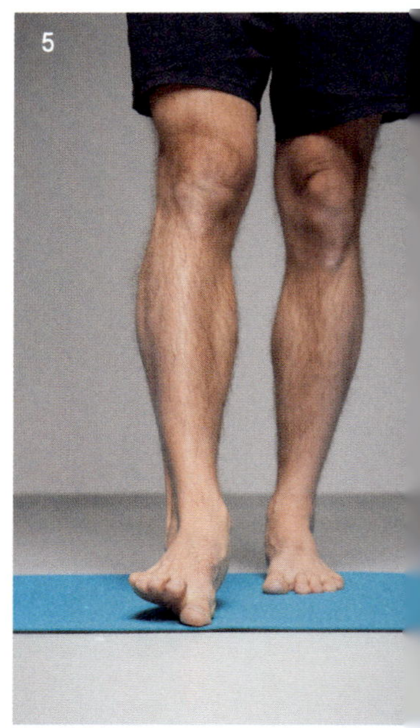
5

ERSTE HILFE

Diese Übung eignet sich besonders als Präventivmaßnahme: Sie stabilisiert die Bänder, hilft aber auch, nach einer Bänderüberdehnung oder einem Bänderriss die »alte« Beweglichkeit wiederherzustellen.

GUT ZU WISSEN

Leider kommt unser Fuß im Alltag nicht mehr oft in den Genuss, diese Bewegung trainieren zu können, was hauptsächlich an den gepflasterten Wegen liegt, auf denen wir unterwegs sind. Unser Fuß ist aber nicht nur deshalb nicht mehr daran gewöhnt, sich unebenen Böden anzupassen, sondern auch aufgrund der dicken Schuhsohlen, mit denen er den Untergrund – sollte er mal doch aus Steinen, Erde oder Kiesel bestehen – gar nicht mehr spüren kann.

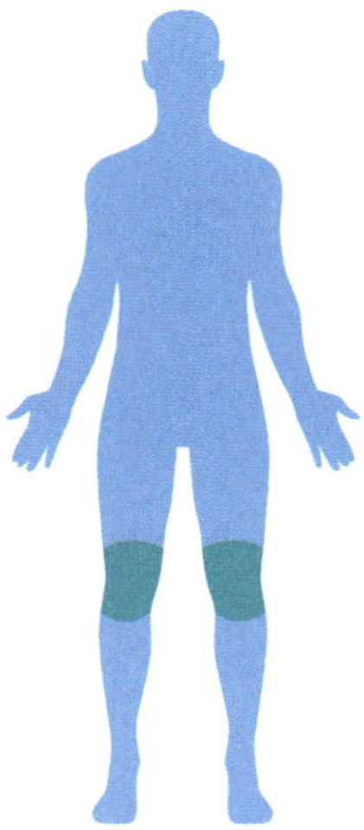

ZONE 3: DAS KNIE – GRÖSSTES GELENK UNSERES KÖRPERS

Das Knie ist nicht nur unser größtes Körpergelenk, es trägt neben dem Sprunggelenk auch das meiste Gewicht, was im Wesentlichen daran liegt, dass es sich am Körper sehr weit unten befindet. Beim Springen und Stolpern belasten wir unser Knie am stärksten - hier können schon mal bis zu 2 Tonnen auf das Scharniergelenk einwirken. Doch auch beim Gehen federt das Knie teilweise bis zu 300 Kilogramm ab.

Es muss aber nicht nur gewissen Kräften trotzen, sondern auch viele Bewegungsabläufe aushalten: So gehen Biomechaniker beispielsweise davon aus, dass wir unser Knie durchschnittlich zweimal pro Minute bewegen, was jährlich ungefähr einer Million Mal entspricht. Da kommen im Laufe eines Lebens schon mal sechzig bis siebzig Millionen Mal zusammen. Unser Knie ist also ein kleines Wunderwerk mit ein paar Schwachstellen, die der evolutionären Entwicklung geschuldet sind: Besonders lange geht der Mensch ja noch nicht aufrecht. Und so ist das Knie bei allen Sportarten auch eines der anfälligsten Gelenke des Körpers.

Aber wie ist das komplexe Gelenk - Experten bezeichnen es gern als Dreh- oder Scharniergelenk, weil es sich sowohl beugen und strecken als auch nach innen und außen drehen lässt - denn nun aufgebaut, um solch nahezu überirdische Aufgaben ausführen zu können?

So einfach das knöcherne Gelenk daherkommt - es besteht lediglich aus drei Knochen: Ober- und Unterschenkelknochen sowie Kniescheibe -, so kompliziert gestaltet sich schließlich der Band- und Muskelapparat, der das Knie mit seinen ungleichen Gelenkflächen stabilisiert und bewegt. Dabei wird jeweils ein Knie vom Außen- und Innenmeniskus, zwei Seitenbändern (Innen- und Außenband) sowie zwei Kreuzbändern (vorderes Kreuz- und hinteres Kreuzband) gehalten. Dazu kommen etliche Sehnen, welche die Muskeln mit dem Knochen verbinden, um das Kniegelenk strecken, beugen und drehen zu können.

Ein gesundes Knie hat dabei einen Bewegungsradius, der von 0 Grad (durchgestreckt) bis hin zu circa 150 Grad (Ober- und Unterschenkel treffen aufeinander) reicht. Nach innen lässt sich das gebeugte Knie so etwa um die 10 Grad bewegen, während es sich nach außen um ungefähr 30 Grad drehen lässt. Je mehr das Knie durchgestreckt ist, desto weniger kann es sich zur Seite bewegen.

Damit euch der volle Bewegungsradius – der sogenannte *Full Range of Motion* – erhalten bleibt, solltet ihr das Knie regelmäßig benutzen und auf vielfältige Weise bewegen und kräftigen. Je mehr es nämlich aktiv und passiv gebeugt und belastet werden kann, umso größer ist eure Bewegungsfreiheit im Alltag: Egal, ob ihr die Treppen nach oben steigt, den Berg hinunterwandert, in die Hocke gehen müsst oder vom Boden aufstehen wollt – ihr könnt das problemlos und schmerzfrei tun. Auch wie kräftig und beweglich die das Knie umgebende Muskulatur ist, trägt entscheidend zur Vermeidung von Stürzen bei, was besonders im Alter immer wichtiger wird. Denn während es bei den Jüngeren oft zu Kreuzband- und Meniskusverletzungen nach Sportunfällen kommt, leiden ältere Menschen häufiger unter einer Kniearthrose, die mit der Zerstörung des Gelenkknorpels einhergeht. 2021 gehörte laut Statistischem Bundesamt die arthroskopische Operation an Gelenkknorpel und Menisken mit 170 840 und die Implantation einer Knieprothese mit 172 011 zu den zwanzig häufigsten Operationen in Deutschland.[30]

Was ist nun eine Arthrose? Und kann eine Kniegelenksarthrose etwa durch einen altersbedingten Gelenkverschleiß entstehen?

Nein, diese Annahme ist genauso veraltet wie der angebliche altersbedingte Gelenkverschleiß, denn »heute gehen Mediziner davon aus, dass Arthrose nicht durch Abnutzung oder mechanischen Verschleiß entsteht. Es sind vielmehr die Knorpelzellen selbst, die bei Arthrose beginnen, Knorpelsubstanz zu zerstören, und dadurch den Knorpel abbauen«.[31] Aber das haben wir ja bereits im Abschnitt »Bewegungsmangel: Folgen und Symptome« (siehe Seite 26) ausführlich behandelt.

Teilweise kann die Arthrose zu starken Schmerzen führen, da die Knochen ohne das dämpfende Knorpelgewebe dazwischen direkt aneinanderreiben. Arthrose wird häufig durch einseitige und übermäßige Belastung wie beispielsweise durch viele Sprünge oder schweres einseitiges Heben verursacht, meist aber nicht nur durch ein Zuviel an Belastung – was gern behauptet wird –, sondern vielmehr durch ein Zuwenig beziehungsweise durch eine zu einseitige Belastung.

Um dem entgegenzuwirken, eignen sich die folgend beschriebenen Mobility-Übungseinheiten, da durch eine gut tonisierte Muskulatur wie gesagt eine Schwebespannung entsteht, die den Gelenkspalt weitet und damit dem Knorpelabrieb vorbeugt.

Wem das als Anreiz für die Mobility-Übungen noch nicht ausreicht, den kann man vielleicht mit Folgendem motivieren: Der Gelenkknorpel ist von der Gelenkflüssigkeit umgeben, die den Knorpel mit allen wesentlichen Nährstoffen versorgt – sie wirkt sozusagen als Schmiermittel. Regelmäßige Bewegung beziehungsweise ein kontinuierlicher Wechsel von Be- und Entlastung sorgt letztendlich dafür, dass die Gelenkflüssigkeit gut in den Gelenkknorpel eindringen und ihn vollständig umgeben kann.

Vorab noch eine Anmerkung zur Übung »Stehender Kniekreisel«, die gleich vorgestellt wird und zu unserem Beweglichkeitsprogramm für das Kniegelenk gehört: Ihr dürft – und sollt sogar – bei dieser Übung eure Knie über die Fußspitzen hinausschieben, auch wenn das in der Fitnessbranche lange Zeit und teilweise noch immer als absolutes No-Go gilt. Im Alltag sind solche Bewegungen nämlich kaum zu vermeiden, sei es nun beim Treppen-hinunter- oder beim Rückwärtsgehen. Inzwischen nimmt man an, dass es für das Kniegelenk wesentlich gesünder ist, es auf solche reale Bewegungsabläufe vorzubereiten, statt sie zu vermeiden. Einer der Verfechter dieser Devise ist der in der Social-Media-Szene bekannte amerikanische Ex-Basketballspieler und Gründer von ATG (Athletics Truth Group) Ben Patrick, der NBA- und NFL-Spieler sowie Olympiasieger zu seinen Kunden zählt (@kneesovertoesguy): Er wirbt hauptsächlich damit, den Bereich um das Knie zu kräftigen und beweglicher zu machen, statt es zu schonen. Auf diese Weise wird das Knie widerstandsfähiger und kann den sportlichen und alltäglichen Anforderungen mühelos standhalten.

Mittlerweile wird auch Menschen mit einer eingeschränkten Mobilität des Sprunggelenks empfohlen, mit sogenannten *Slant Boards* (Schrägbretter) zu trainieren, damit sie mit den Knien über die Zehenspitzen kommen und dadurch ihre Kraft und Beweglichkeit verbessern können. Also: Auf geht's!

LIEGENDER KNIEKREISEL

- Leg dich auf den Rücken. Winkle ein Bein an, und stütze den Oberschenkel, indem du ihn mit beiden Händen umfasst. ❶
- Kreise nun deinen Unterschenkel im Uhrzeigersinn. Wechsle dann die Richtung, und kreise deinen Unterschenkel entgegen dem Uhrzeigersinn. ❷
- Wiederhole das Ganze auf der anderen Seite.

GÄNGIGE FEHLER

Achte darauf, dass du deinen Oberschenkel stabil hältst und diese Übung nicht aus der Hüfte heraus machst.

GUT ZU WISSEN

Diese Übung kommt ohne das komplette Körpergewicht auf den Gelenken aus – weil man liegt – und kann eigentlich fast immer geübt werden. Deshalb eignet sie sich nach einer Kniegelenksverletzung auch super in der Reha, da man so schneller seinen Bewegungsradius verbessern kann. Noch was: Je mehr du das Knie ausstreckst, desto weniger seitliche Bewegungen sind möglich – also nicht wundern.

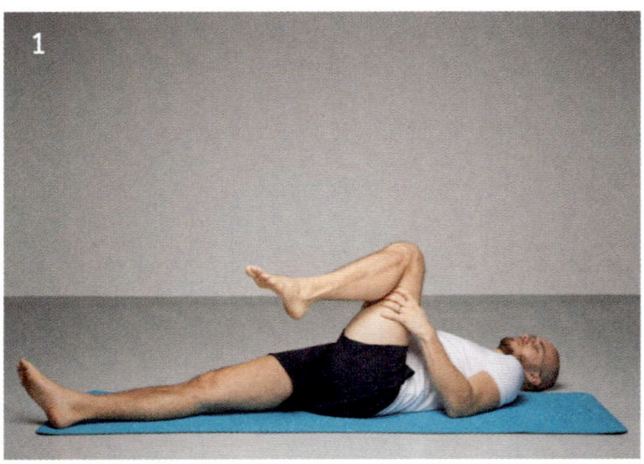

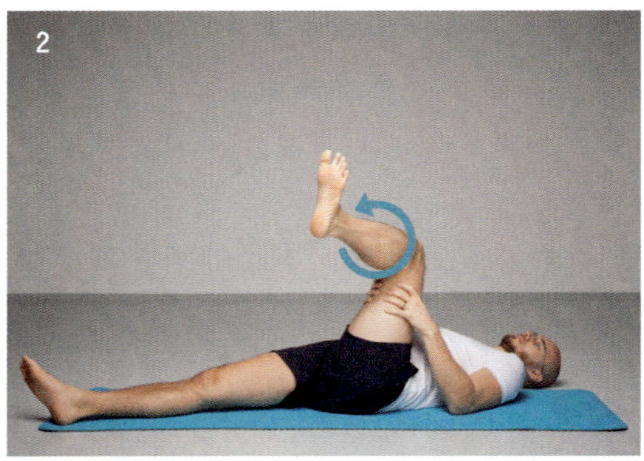

STEHENDER KNIEKREISEL

- Stell dich mit geschlossenen Beinen hin, und verteile dein Körpergewicht gleichmäßig auf deine Füße. Beuge deine Knie, und lehne deinen Oberkörper so weit gerade nach vorn, bis du mit den Händen deine Knie fassen kannst. Die Knie sollten sich berühren. ❸
- Kreise nun mit den Knien im Uhrzeigersinn um deine Füße herum. ❹
- Wechsle dann die Richtung, und kreise mit den Knien entgegen dem Uhrzeigersinn um deine Füße herum. ❺

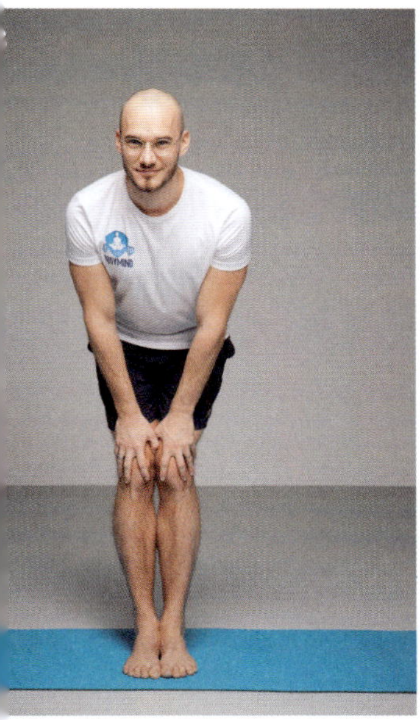

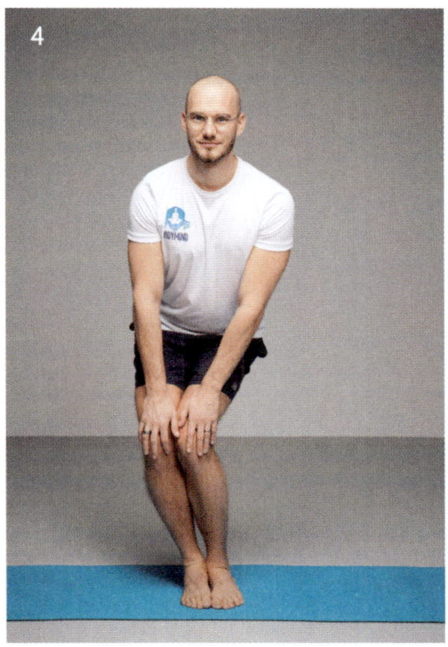
4

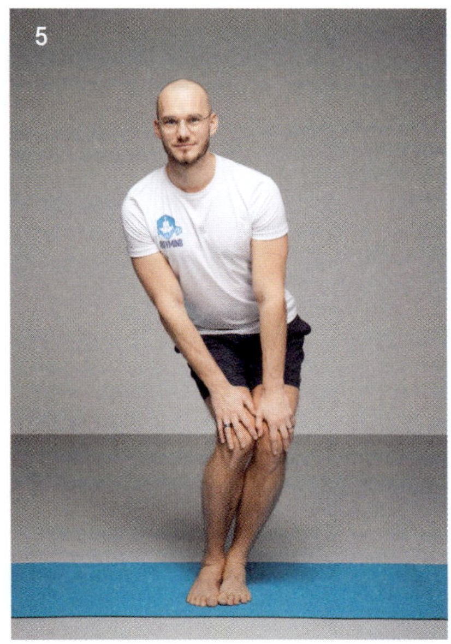
5

ERSTE HILFE

Die Knie sollen bei dieser Übung ausdrücklich über den Fuß hinausgeschoben werden. Da im »echten Leben« öfter chaotische beziehungsweise teilweise nicht kontrollierbare Bewegungen vorkommen, muss ein gesundes Knie ein Ausbrechen aus dem koordinierten Bewegungsablauf kompensieren können. Dazu ist diese Trainingseinheit die beste Übung.

Weitere Übungen, die Mobilität und Kraft verbinden, finden Fortgeschrittene hier:

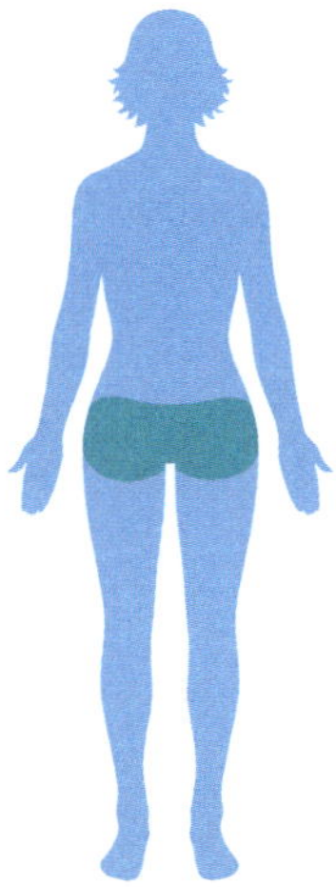

ZONE 4: DIE HÜFTE – BEDEUTSAMES BINDEGLIED ZWISCHEN OBER- UND UNTERKÖRPER

Was haben die Entenfüße des britischen Schauspielers Charlie Chaplin mit einer nach außen rotierten Hüfte zu tun? Augenscheinlich erst mal nichts. Weshalb auch die wenigsten Menschen Fußfehlstellungen oder Kniebeschwerden mit der Hüfte in Verbindung bringen. Die Hüfte ist meistens ein wenig beachtetes und – zumindest in der westlichen Welt – auch minder trainiertes Bindeglied, das den Oberkörper »lediglich« mit dem Unterkörper verbindet.

Um den geheimnisvollen Zusammenhang zwischen Chaplins watschelndem Gang und unserer hier behandelten Körperzone, der Hüfte, kurz zu lüften: Sogenannte Entenfüße, also nach außen gedrehte Füße, mit denen Chaplin anno dazumal durch seine Filme spazierte, sind meistens nicht auf die Fußposition, sondern auf eine nach außen rotierte Hüfte zurückzuführen.

Warum aber sind nach außen gedrehte Füße problematisch? Weil wir mit ihnen nicht optimal den Fuß abrollen können und zusätzlich den Innenmeniskus im Knie belasten. Ist das Gegenteil der Fall – die Außenrotation ist zu schwach –, sehen wir oft eine X-Bein-Stellung. Hier können die Außenrotatoren der Hüfte die Oberschenkel nicht in der Neutralposition halten und kollabieren nach innen. Auch dabei wird das Kniegelenk übrigens unnötig belastet.

Womit wir gleich mitten im Thema wären: dem Aufbau der Hüftgelenke, von denen wir bekanntermaßen zwei besitzen. Es ist nicht nur das zweitgrößte Gelenk unseres Körpers – es verbindet das Becken mit dem Oberschenkel –, sondern auch ein Kugelgelenk und somit in alle Richtungen beweglich. Wie dreh- und wendbar jedermanns Hüfte ist, hängt aber teilweise von der jeweiligen Anatomie ab und ist deshalb nicht immer das eigene Verdienst beziehungsweise trainierbar. Durch die Form der Hüftpfanne oder des Antetorsionswinkels des Oberschenkelknochens kann beispielsweise nicht jeder einen Lotussitz ausführen. Auch für den Spagat ist nicht jede Hüftanatomie ausgelegt. Ohnehin fragen wir uns manchmal, wieso ein Spagat beherrscht werden soll – außer natürlich, jemand will Akrobat*in, Balletttänzer*in oder Leistungssportler*in werden. Bis zu einem gewissen Grad an Flexibilität mag ein Spagat zwar sinnvoll sein, um etwa die Adduktoren zu kräftigen und damit unter anderem das Knie zu stabilisieren, im realen Leben spielt er bei den meisten von uns jedoch keinerlei Rolle.

Was im Alltag für uns allerdings lebenswichtig ist, sind das Laufen und Beugen, weshalb die auf den folgenden Seiten vorgestellten Übungen besonders auf eine Mobilisation der Hüfte abzielen. Erfahrungsgemäß tun sich die Männer mit diesen Übungen etwas schwerer, da sie in unseren Breitengraden wenig Bezug zu ihrer Hüfte, ihrem Becken und ihrer Leistengegend haben. Oftmals können Männer diese Zone gar nicht ansteuern. Eine mangelnde Ansteuerung der Hüftmuskulatur ist jedoch oft der Grund für Rückenschmerzen. Ist die Hüft- und Gesäßmuskulatur nämlich zu wenig ausgebildet, müssen kleine Muskeln in der Hüfte – wie der Piriformis – sowie die Rückenmuskeln die Arbeit bei jedem Schritt und Tritt, aber auch beim Heben übernehmen. Da sie dafür aber nicht gedacht sind, werden sie überlastet und entwickeln einen zu starken Tonus, der sich schließlich als Schmerz äußert. Durch die Nähe zum Ischiasnerv kann hier zusätzlich ein zu hoher Druck entstehen und die typischen Ischiasbeschwerden auslösen. Dieses »ischiofemorale Impingement« ist oft ein zu wenig adressiertes Problem in der Praxis.

Ein »Piriformis-Syndrom« ist also ein eher unspezifischer Term, mit dem der Arzt den Patienten nicht selten mit Massageempfehlungen oder Dehnübungen aus seiner Sprechstunde entlässt. Das Einzige, was hier nachhaltig Abhilfe schaffen kann, ist eine Dekompression, also eine Schwebespannung, vorzugsweise durch eine gut ausgebildete und tonisierte Muskulatur des Gesäßes und der Hüfte. Und die sollte auf jeden Fall angestrebt werden, bevor man sich unters Messer legt, was in einigen schweren Fällen durchaus Linderung bringen kann, nicht aber die eigentliche Ursache behebt.

Sehr häufig kommt allerdings auch das sogenannte Hüft-Impingement vor: 30 Prozent aller Menschen entwickeln durch langjährige falsche Belastungen und/oder vieles Sitzen eine Fehlpositionierung, wodurch es zu einer wiederholten Annäherung von Oberschenkelhals und Hüftpfanne kommt und schlussendlich zu einer Verdickung des Oberschenkelhalses oder der Hüftpfanne, die schmerzhaft sein kann und mit Bewegungseinschränkungen einhergeht. Auch hier ist durch ständiges Sitzen der Tonus des großen Gesäßmuskels eingeschränkt. Er aber positioniert den Kopf des Oberschenkelknochens korrekt in der Hüftpfanne. Bei zu wenig Spannung im Gesäß rutscht jedoch der Kopf des Oberschenkelknochens in der Hüftpfanne nach vorn und schlägt so bei Beugung in der Hüfte eher an den Rand der Hüftpfanne an und kann einen Druckschmerz in der Leiste verursachen. Außerdem wird so die knorpelige Lippe der Hüftpfanne, das Labrum, auf Dauer überbeansprucht, und es kann zu Abrieb oder gar zu einem vollständigen Ablösen kommen.

Abrieb wiederum kann zu sterilen Entzündungen und dadurch zu Arthrosen führen. Die Schmerzen, die dieses Syndrom begleiten, sind jedoch nicht auf die Arthrose zurückzuführen, sondern auf die Schutzspannungen, welche die umgebende Muskulatur entwickelt.

Konservativ kann ein Hüft-Impingement sehr effizient mit Mobility-Training und Kraftübungen behandelt werden, lediglich bei schweren Fällen muss der Oberschenkelknochen und/oder die Hüftpfanne arthroskopisch modelliert beziehungsweise sogar der Einsatz eines künstlichen Hüftgelenks diskutiert werden. Das bedeutet also auch, dass der Knorpel im Hüftgelenk durch eine mangelnde muskuläre Stabilisierung in Kombination mit Entzündungen anfällig für Abrieb ist. Und das gibt uns doch wieder Hoffnung! Wir können etwas gegen Arthrose, Hüft-Impingement et cetera tun, nämlich unsere Übungen auf den folgenden Seiten immer mal wieder zwischendurch ausführen - alles andere ist wesentlich zeit- und kostenintensiver!

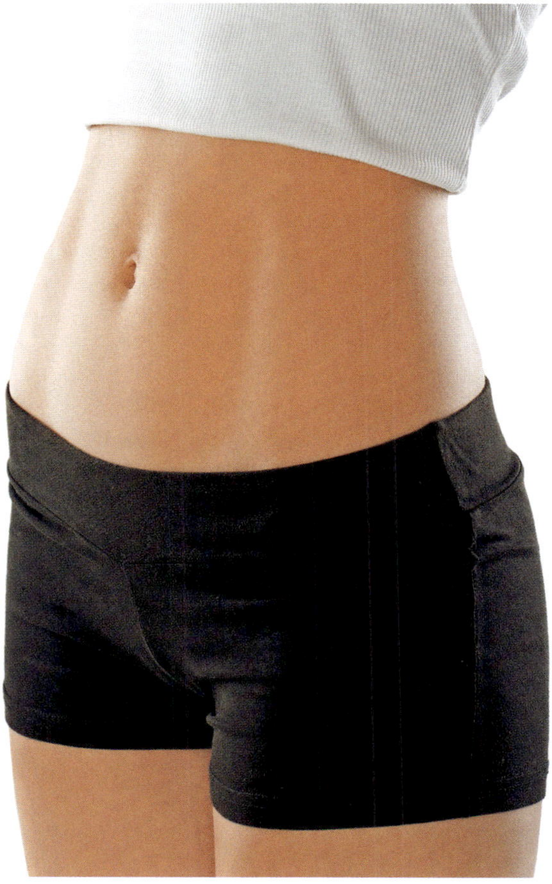

HIP CIRCLE »ACHT«

- Stell dich hüftbreit hin, und verlagere dein Körpergewicht auf das Standbein. Hebe nun ein Bein vom Boden, und halte es mit geflexten Füßen gestreckt nach vorn (Füße flexen: Fußzehen in Richtung Gesicht ziehen und die Ferse »wegschieben«). Stütze die Arme in die Hüften. ❶
- Male nun mit deinem Fuß eine »Acht« in die Luft, indem du dein Bein schräg in Richtung Uhrzeigersinn erst nach rechts vorn bewegst und dann diagonal nach links hinten. ❷
- Wechsle dann die Richtung und male mit deinem Fuß eine »Acht« in die Luft entgegen dem Uhrzeigersinn. ❸
- Wiederhole das Ganze auf der anderen Seite.

ERSTE HILFE

Falls es dir schwerfällt, dein Gleichgewicht zu halten, kannst du dich bei dieser Übung auch mit einer Hand an der Wand abstützen.

GUT ZU WISSEN

Mit dieser Übung nutzt du den gesamten Bewegungsradius deiner Hüfte und bringst wieder Schmiermittel – also Gelenkflüssigkeit – in die Gelenkknorpel. Zugleich lockerst du damit deine Muskeln.

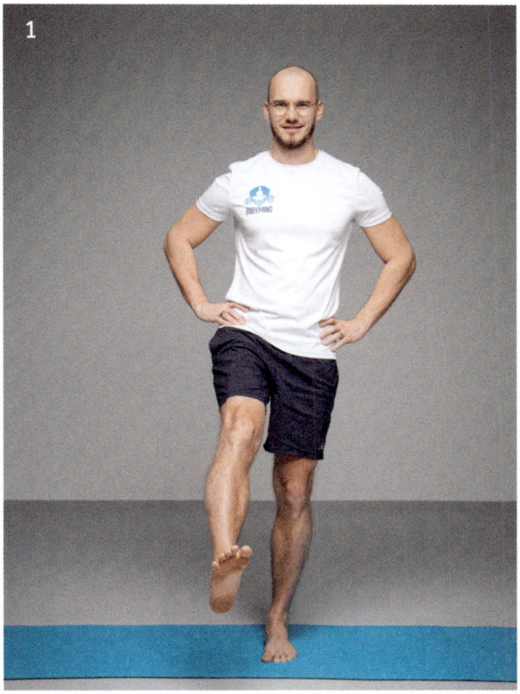

1

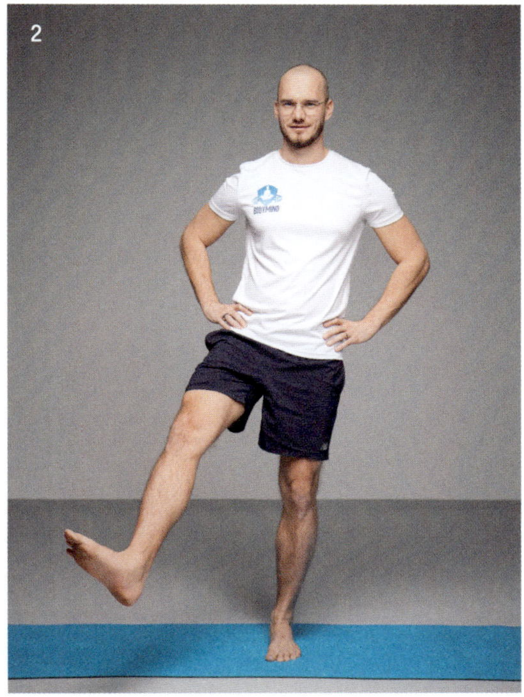

2

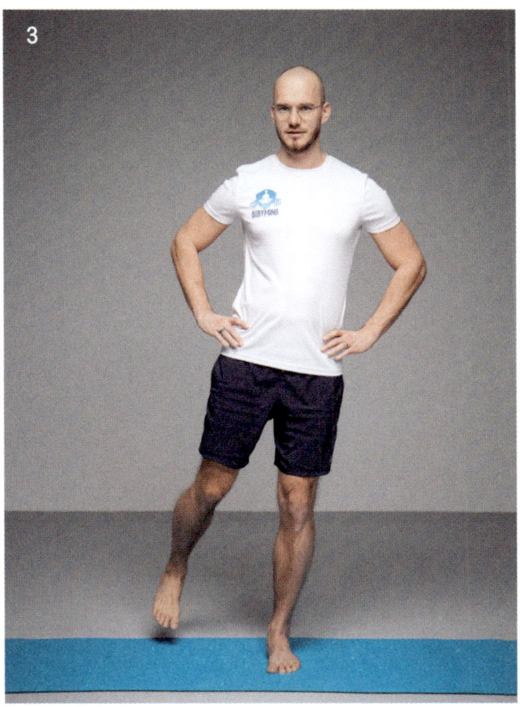

3

BÄRENSITZ

- Setz dich breitbeinig auf den Boden, und winkle deine Knie um 90 Grad an. Stütz dich mit deinen gestreckten Armen hinter dem Oberkörper ab, und drück die Fersen deiner geflexten Füße in den Boden. ❹
- Rotiere ein Bein nach außen, während das andere in der Ausgangsposition verbleibt. Folge der Bewegung mit dem Kopf. ❺
- Rotiere von dort aus mit dem gleichen Bein nach innen, während das andere in der Ausgangsposition verbleibt. Folge der Bewegung mit dem Kopf. ❻
- Wiederhole das Ganze auf der anderen Seite.

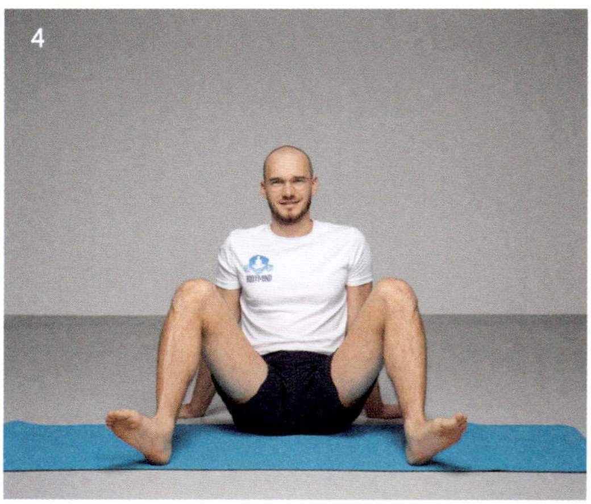
4

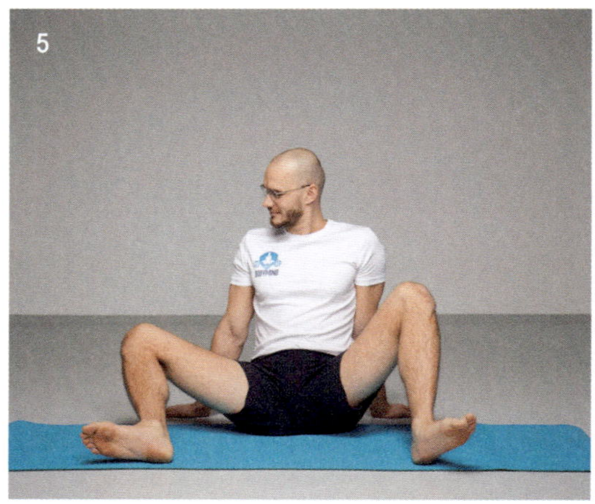
5

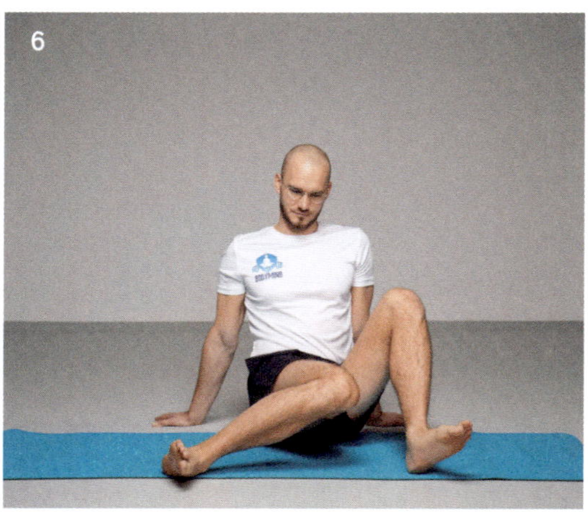
6

VARIATION

Während bei der gezeigten Übung die Gesäßseite des Standbeins auf dem Boden verbleibt, kannst du bei der Variation dein Gesäß dynamisch mit nach außen und innen bewegen.
Eine weitere Option ist, beide Beine gleichzeitig erst in die eine und dann in die andere Richtung zu rotieren. Falls dir diese Trainingseinheit total leichtfällt, kannst du auch alles üben, ohne deinen Oberkörper mit den Händen abzustützen – die Arme zeigen dann nach vorn.

ERSTE HILFE

Solltest du bei der Außen- und Innenrotation dein Bein nicht ganz auf den Boden bringen, so brauchst du dich darüber nicht zu grämen – bis du diesen Bewegungsradius erreicht hast, dauert es etwas länger.

GUT ZU WISSEN

Der Bärensitz schult sanft die Außen- und Innenrotation der Hüftgelenke, lockert die Muskeln bei Verspannungen und spricht die Spiraldynamik des myofaszialen Systems an (siehe Seite 45). Außerdem wirkt er Wunder bei Schmerzen im unteren Rücken.

Eine genaue Anleitung zur Übung »Bärensitz« findest du unter anderem hier:

HÜFTKREISEL

- Stell dich schulterbreit hin, und verteile dein Körpergewicht gleichmäßig auf deine Füße. Stütze deine Arme in die Hüften.
- Schieb nun deine Hüften nach rechts, und kreise mit ihnen im Uhrzeigersinn. ❼
- Wechsle dann die Richtung, und kreise mit den Hüften entgegen dem Uhrzeigersinn. ❽

GÄNGIGE FEHLER

Sehr wichtig ist bei dieser Übung, dass du den Rücken nicht mitbewegst, sondern lediglich deine Hüften schwingst. Das ist nicht immer ganz einfach, da du den Unterkörper quasi solo bewegen und mittels der Hüften ansteuern musst. Der Körper kompensiert hier gern und sucht sich die energieärmste Variante aus. Versuche, dabei die Knie nicht zu beugen – die Beine sollten aber auch nicht verkrampft durchgestreckt werden.

GUT ZU WISSEN

Mit dem Hüftkreisel schulst du die Propriozeption, also die Selbstwahrnehmung deines Körpers, für die Hüfte.

7

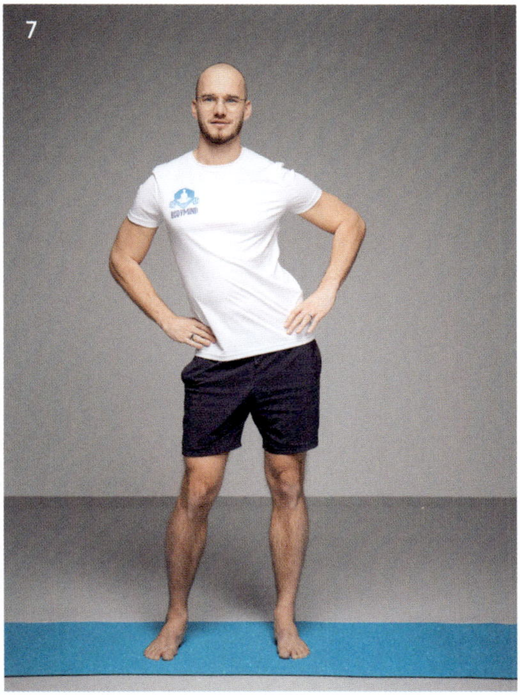

8

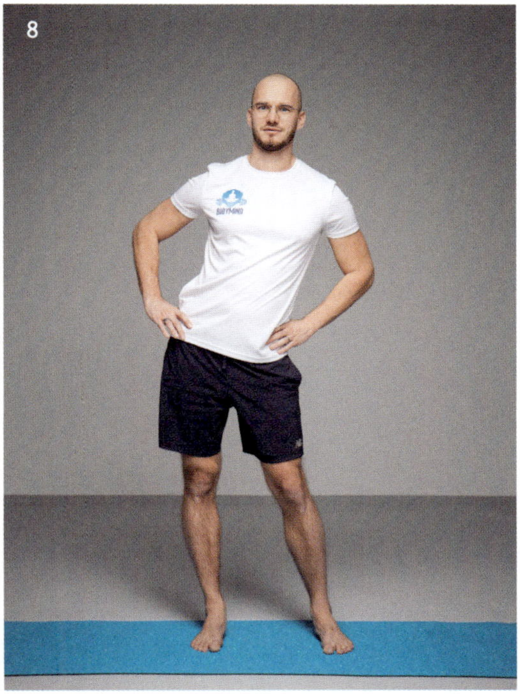

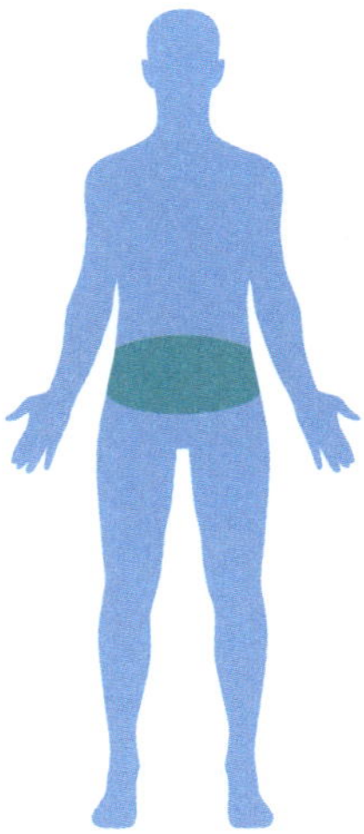

ZONE 5: DIE LENDEN-WIRBELSÄULE – DIE KRÄFTIGSTEN UND GRÖSSTEN ALLER WIRBEL

Ein Bandscheibenvorfall ist tragisch, kann äußerst schmerzhaft sein und einen etwas länger aus dem Verkehr ziehen – er ist aber noch lange kein Weltuntergang. Was sich da so lapidar formuliert anhört, weil er für den Betroffenen überaus schmerzhaft und immer Furcht einflößend ist, entspricht Gott sei Dank den Tatsachen: Heutzutage können viele Bandscheibenvorfälle konservativ behandelt werden; das heißt ohne Operation und meist auch ohne Spätfolgen.

Und wer sagt denn auch, dass es gleich ein Bandscheibenvorfall sein muss? Nicht selten werden nämlich sogenannte Nocebos gesetzt. Der Noceboeffekt ist das negative Gegenstück zum Placeboeffekt: Er umschreibt unerwünschte physiologische Nebenwirkungen einer Scheinbehandlung.

Beide Effekte beschränken sich dabei aber nicht nur auf wirkungslose Medikamente, der Noceboeffekt kann etwa auch durch negative Aussagen hervorgerufen werden – die Beschwerden verschlimmern sich dadurch. So passiert es nicht selten, dass bei einem/einer Patient*in, der/die über Rückenschmerzen klagt und deshalb ins MRT geschoben wird, rein zufällig eine degenerierte Bandscheibe gefunden wird. Womöglich ist diese Bandscheibe aber gar nicht die Ursache der Rückenprobleme, denn diese werden oft multidimensional verursacht und können beispielsweise aus zu viel Stress in der Arbeit oder im Familienleben resultieren.

In Untersuchungen zeigten sich bei einem Großteil der gesunden, schmerzfreien Personen in jungem Alter immer wieder ganz »normale« Abnutzungserscheinungen der Bandscheiben. Dies ist also eher die Norm und sollte keinem Angst machen.

Fakt ist laut Robert Koch-Institut jedenfalls, dass knapp zwei Drittel der deutschen Bevölkerung innerhalb eines Jahres unter Rückenschmerzen leiden, wovon der untere Rücken mit 52,9 Prozent doppelt so häufig betroffen ist wie mit 27,4 Prozent der obere.[32] Das Alter spielt hierbei - wie bereits erwähnt - nur eine geringfügige Rolle.

Am häufigsten kommen unspezifische Rückenschmerzen vor, die meist durch eine Gemengelage aus psychologischen, sozialen und biophysikalischen Faktoren hervorgerufen werden. Wir selbst sind Fans des biopsychosozialen Modells und arbeiten in unserem Coaching gern damit: Es berücksichtigt nicht nur körperliche Probleme, sondern auch das soziale Umfeld sowie unsere Psyche - schließlich wirkt sich unserer Meinung nach alles auf die Gesundheit aus.

Liegt den Rückenschmerzen hingegen eine medizinisch eindeutige Ursache zugrunde wie etwa eine Fehlbelastung, Bindegewebsschwäche, geschädigte Knochen, Gelenke, Muskeln oder Nerven, spricht man von spezifischen Rückenschmerzen.

Um verstehen zu können, wovon wir bei Schmerzen im unteren Rücken sprechen, sehen wir uns die Wirbelsäule von unten nach oben mal genauer an: Unser Rückgrat gliedert sich in die Lenden- (LWS), Brust- (BWS) und Halswirbelsäule (HWS), wobei die Lendenwirbelsäule sich zwischen der Brustwirbelsäule und dem Kreuzbein befindet, die kräftigsten aller Wirbel besitzt und das Tragen von Lasten erst ermöglicht. Sie besteht aus fünf Wirbeln (L1 bis L5) und grenzt mit dem untersten Lendenwirbel (L5) an das eben genannte Kreuzbein (das L steht für lat. *lumbus,* Lende). Zwischen den jeweiligen Wirbeln liegen die Bandscheiben - das sind bekanntlich Knorpel mit einem gelartigen Kern -, die wie Gelkissen dämpfen. Damit sich die

Bandscheiben mit allen Nährstoffen vollsaugen können, müssen sie wie ein Schwamm gequetscht beziehungsweise durch Bewegung be- und entlastet werden, und zwar mindestens einmal täglich.

Wer also viel sitzt, ungewohnt schwer hebt, zu viel Gewicht auf die Waage bringt oder sich zu wenig respektive gar nicht bewegt, begünstigt einen Bandscheibenvorfall im Lendenwirbelbereich – dort passieren nämlich rund 90 Prozent aller Bandscheibenvorfälle.

Obwohl die Beweglichkeit der Lendenwirbelsäule teils anatomisch begrenzt ist – sie kann sich nur um 10 Grad drehen, die Brustwirbelsäule hingegen um 40 Grad –, ergibt es durchaus Sinn, diesen Bereich zu mobilisieren, da ein muskuläres Training eine bewegliche Lendenwirbelsäule begünstigen kann. In erster Linie stabilisiert der untere Rücken eher, als dass er rotiert, wie das beispielsweise die Brustwirbelsäule beim Schulterblick im Auto macht. Deshalb besitzen wir dort sehr starke Muskelpartien, die auch gern dazu neigen, sich »ordentlich« zu verspannen.

Um einem Bandscheibenvorfall oder anderen Schädigungen in der Lendenwirbelsäule vorzubeugen, solltest du dich – übrigens schon in jüngeren Jahren – sowohl privat als auch im Job nicht nur viel bewegen, regelmäßig zwischen Sitz- und Stehpositionen wechseln, sondern auch auf einen rückenfreundlichen Arbeitsplatz achten. Wobei ergonomische Stühle eher kontraproduktiv beziehungsweise für Menschen gedacht sind, die schon einen irreparablen Haltungsschaden haben. Wir empfehlen die Sitzbox, denn je unbequemer ein »Stuhl« ist, desto besser: Hier verharrt man nicht so lange in einer Position. Höhenverstellbare Schreibtische unterstützen dich dabei genauso wie die Übungen auf den nächsten Seiten.

Übrigens: Weil wir bereits so häufig darauf angesprochen wurden und dir im Vorfeld gleich mal die Angst nehmen wollen – du kannst dir die Wirbelsäule nicht ausrenken. Würden die Wirbelkörper nicht mehr in Reih und Glied stehen, könntest du nicht einmal mehr aufrecht stehen. Ähnliches gilt für das Iliosakralgelenk (ISG), das sich im hinteren Teil des Beckens befindet und in feste muskuläre Strukturen und Bandapparate eingebunden ist. Es ist – mit Ausnahme sehr schwerer Unfälle – nahezu unmöglich, sich dieses »auszurenken«. Wahrscheinlicher für die Beschwerden ist eigentlich immer eine Muskeldysbalance oder zu wenig Stabilisierung durch die umgebenden Muskelgruppen und Faszienzüge.

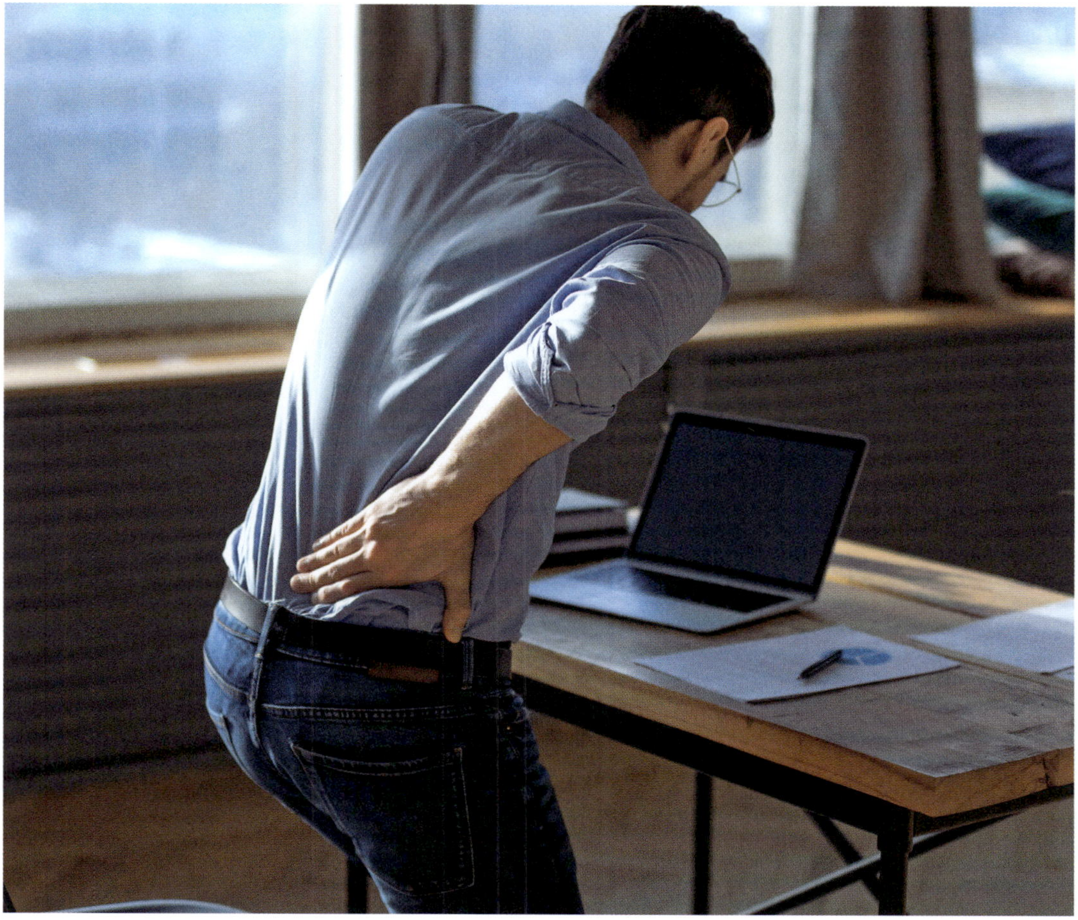

HÜFTKIPPUNG IM FERSENSITZ

- Geh in den Fersensitz, und stütze deine Arme in die Hüften. ❶
- Kippe nun deine Hüfte nach vorn, sodass sich ein Hohlkreuz ergibt. ❷
- Kippe dann deine Hüfte nach hinten, sodass sich ein runder Rücken ergibt. ❸
- Wechsle diese beiden Positionen rhythmisch ab.

ERSTE HILFE

Für manche unter euch mag diese Übung gar nicht so einfach auszuführen sein: Um die Hüfte direkt ansteuern zu können, brauchst du ein wenig Geduld, aber mit der Zeit bekommst du dafür das richtige Gefühl. Grundsätzlich sollte sich diese Übung aber angenehm anfühlen und entspannt durchführen lassen.
Und auch wenn sich der Rest des Oberkörpers mitbewegt – was bei dieser Übung automatisch passiert –, solltet ihr euren Fokus auf den Lendenwirbelbereich und das Becken legen.

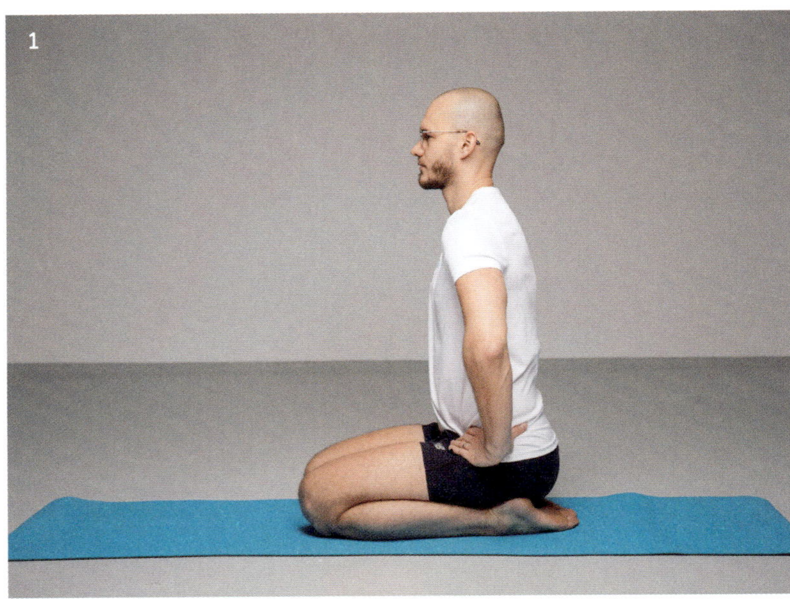

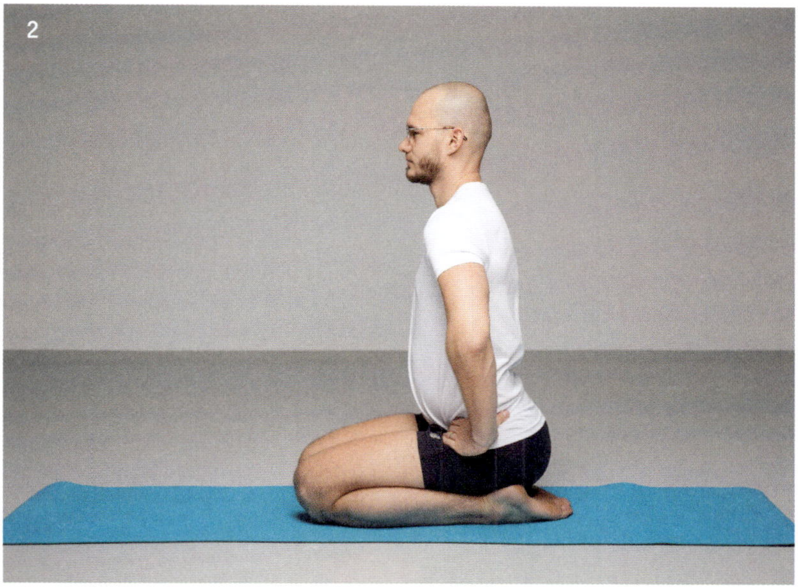
2

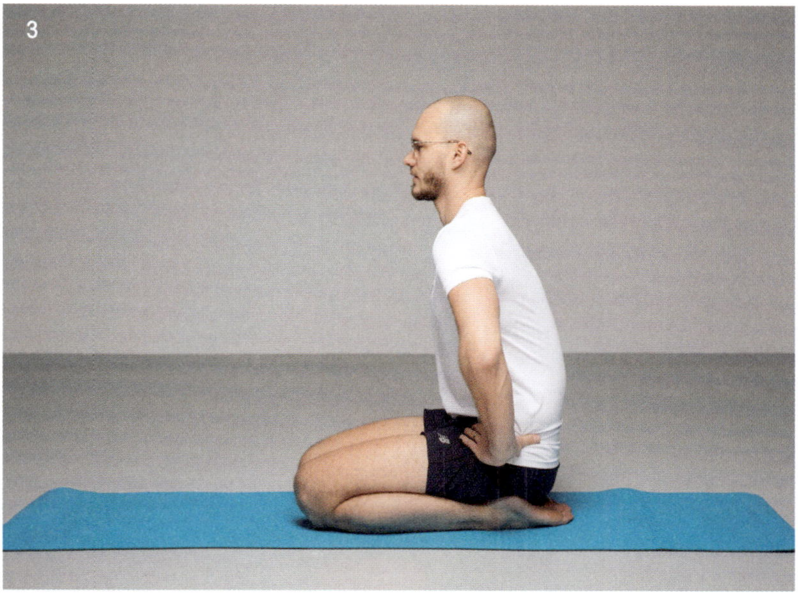
3

VIERFÜSSLER-ANSTEUERUNG LWS

- Geh in den Vierfüßlerstand. Die Knie befinden sich dabei hüftbreit unter den Hüftgelenken, die Hände schulterbreit unter den Schultern und der Kopf in der Verlängerung der Wirbelsäule mit Blickrichtung nach unten. ❹
- Steuere nun die Lendenwirbelsäule an, und kippe das Becken nach vorn. Der Po streckt sich dabei automatisch nach oben, und es ergibt sich ein kleines Hohlkreuz ähnlich dem eines »Kuhrückens«. ❺
- Kippe dann das Becken nach hinten, indem du wieder die Lendenwirbelsäule ansteuerst. Der Po wandert dabei automatisch nach unten, und es ergibt sich ein kleiner »Katzenbuckel«. ❻
- Wechsle diese beiden Positionen rhythmisch ab.

GÄNGIGE FEHLER

Selbst wenn sich die ganze Wirbelsäule dabei automatisch mitbewegt, geht es bei dieser Übung in erster Linie darum, die Lendenwirbelsäule direkt ansteuern zu können. Deshalb bewegen sich Brust- und Halswirbelsäule sowohl beim »Kuhrücken« als auch beim »Katzenbuckel« nur so weit mit, wie es für die Kippung des Beckens nötig ist – aber nicht darüber hinaus, wie es üblicherweise die Kuh- oder Katzenposition im Yoga erfordert. Das Gleiche gilt für den Kopf, der in der Verlängerung der Wirbelsäule verbleiben soll.

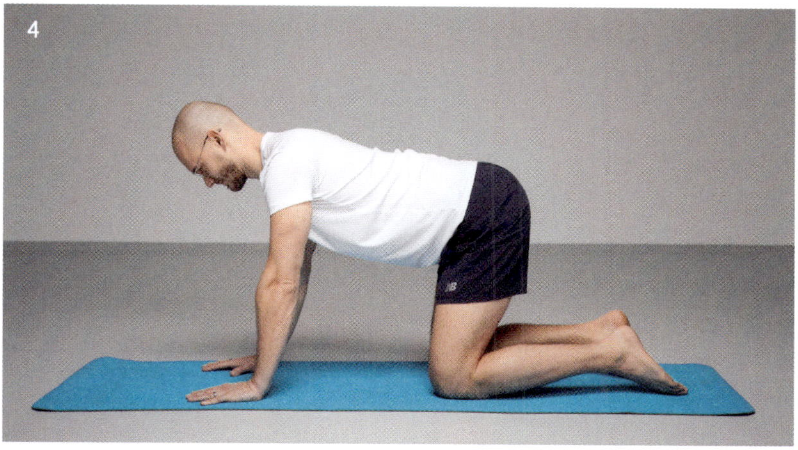
4

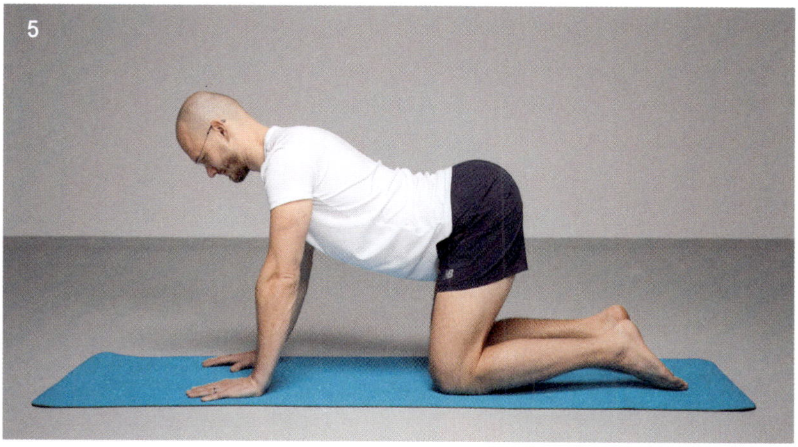
5

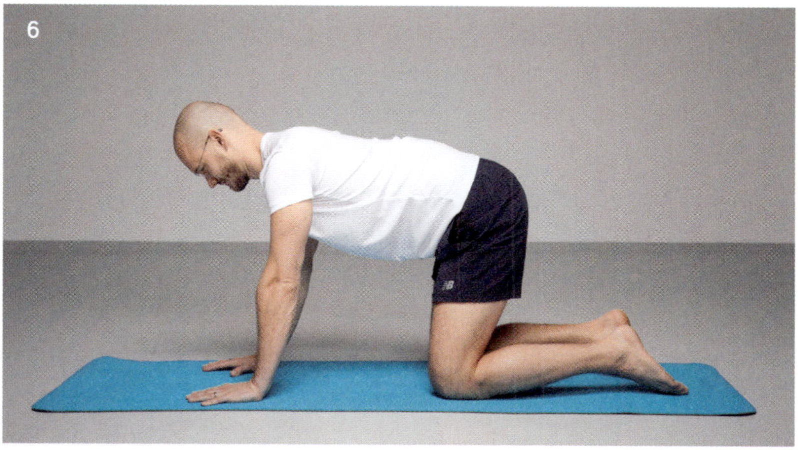
6

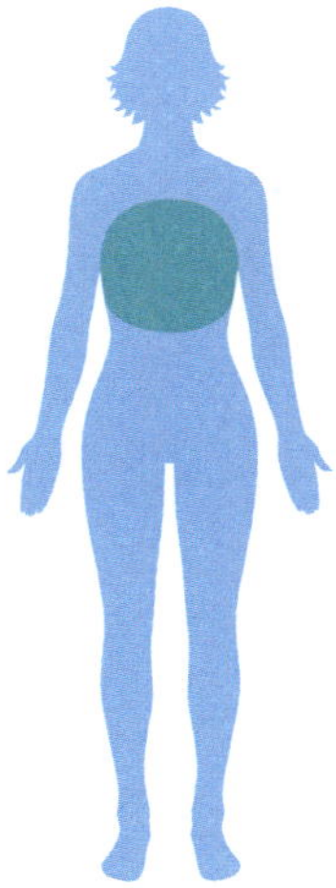

ZONE 6: DIE BRUSTWIRBELSÄULE – DER LÄNGSTE ABSCHNITT UNSERES RÜCKGRATS

Die Brustwirbelsäule (BWS) schließt sich in Richtung Kopf an der Lendenwirbelsäule an und ist beweglicher als diese. Sie befindet sich im mittleren Bereich der Wirbelsäule, besteht aus zwölf Wirbelkörpern (T1 bis T12) und schützt zusammen mit den Rippen die darunter befindlichen Organe wie das Herz und die Lunge (das T steht für »Thorax«; gr. *thṓrax,* Brust). Der Brustwirbelsäule kommt in unserer heutigen Zeit eine besondere Bedeutung zu, da sie eigentlich für eine aufrechte Haltung sorgt, durch das viele Sitzen im Büro, das Vornüberbeugen am Computer, iPad oder Handy aber leider häufig »stocksteif« ist.

Warum das zu Komplikationen führen kann, ist am einfachsten zu verstehen, wenn wir uns den Aufbau der gesamten Wirbelsäule vor Augen halten. Unsere Wirbelsäule ist nicht gerade wie ein Stock, sondern geschwungen – und zwar in einer doppelten S-Form –, damit sie Erschütterungen und Belastungen gut abfedern kann. Das bedeutet, dass sie viermal leicht gebogen ist, nämlich zweimal leicht nach vorn und zweimal leicht nach hinten.

Die Krümmung der Wirbelsäule, die nach vorn geht, bezeichnet man als »Lordose«, was bei der Hals- und Lendenwirbelsäule der Fall ist. »Kyphose« hingegen wird die Krümmung der Wirbelsäule genannt, die nach hinten zeigt. Diese Art der Biegung findet man in der Brustwirbelsäule und im Kreuzbein.

Die Brustwirbelsäule ist im Normalzustand leicht nach außen gekrümmt. Verstärkt sich diese Krümmung jedoch um mehr als 40 Grad, spricht man von einem »Witwenbuckel« oder »Rundrücken«, gern auch mal vom »PC-« oder »Handy-Buckel«; medizinisch ausgedrückt, heißt es: »Hyperkyphose«.

Und die sehen wir auch im alltäglich Leben recht häufig: Während die meisten unter uns sich gut nach vorn beugen können – egal, ob über den Schreibtisch, beim Fahrradfahren über den Lenker oder in der Küche beim Gemüseschneiden übers Holzbrett –, tun wir uns beim Nach-hinten-Beugen sehr viel schwerer.

Um den runden Rücken nun auszugleichen beziehungsweise um nicht nach unten schauen zu müssen, schieben die Betroffenen dann gern die Schultern nach hinten und strecken den Kopf nach vorn. Die schmeichelhaftere Bezeichnung dieser Haltung nennt sich »Schildkrötenhals«, die weniger charmante »Geierhals«. Leider löst diese Haltung keinesfalls das Problem.

Der sogenannte Rundrücken zählt zu den häufigsten Haltungsschäden und wird, wie ihr wahrscheinlich schon vermutet habt, durch zu wenig Bewegung und chronische Fehlhaltungen, unter anderem aber auch durch Osteoporose oder rheumatische Erkrankungen verursacht. Während die Betroffenen im Anfangsstadium meistens keine Beschwerden haben, plagen sie später Rückenschmerzen, ihre Wirbelsäule ist weniger beweglich, und die Bandscheiben werden einseitiger belastet – in schweren Fällen kann sogar die Lungenfunktion beeinträchtigt werden.

Nun aber zur positiven Nachricht: Ist die Hyperkyphose funktioneller Art – und das ist sie unserer Erfahrung nach meistens –, hilft es, unter anderem die Brustwirbelsäule zu mobilisieren. Die Übungen auf den nächsten Seiten unterstützen euch dabei und sind wunderbare Präventionsmaßnahmen für all diejenigen, die Wert darauf legen, aufrecht durchs Leben zu gehen.

Und vergesst über alldem den *Joint-by-Joint-Approach* nicht (siehe Seite 32): Falls sich die zwölf Wirbelkörper in eurer Brustwirbelsäule nicht geschmeidig nach rechts und links drehen oder nach vorn beziehungsweise hinten beugen lassen, müssen die Wirbel der Lenden- und Halswirbelsäule dies kompensieren. Und das bedeutet ziemlich viele Überstunden für die beiden Wirbelsäulenabschnitte und damit eine gewaltige Überlastung!

BWS-BEUGUNG

- Stell dich hüftbreit hin, und spanne deinen Bauch leicht an. Winkle deine Arme an, leg die Handflächen aneinander, und berühre mit den Mittelfingern dein Kinn und mit den Daumen deinen Brustkorb. ❶
- Steuere nun die Brustwirbelsäule an, und bewege deinen Oberkörper zusammen mit den Händen nach unten. ❷
- Bewege nun deinen Oberkörper mit den Händen nach oben, indem du wieder die Brustwirbelsäule ansteuerst. ❸
- Wechsle diese beiden Positionen rhythmisch ab.

GÄNGIGE FEHLER

Genauso, wie die Fingerspitzen am Kinn bleiben sollen, dürfen sich die Daumen bei dieser Übung nicht vom Brustbein lösen. Das kannst du mental gut unterstützen, indem du dir vorstellst, Brustkorb und Kinn wären an den jeweiligen Stellen mit den Händen verklebt.

ERSTE HILFE

Falls du dich nur mit großer Anstrengung aufrichten beziehungsweise nur leicht überstrecken kannst, hast du noch etwas Arbeit vor dir. Dein Körper scheint diese Art der Bewegung aus dem Alltag nicht mehr zu kennen, was dazu geführt hat, dass du nun einen eingeschränkteren Bewegungsradius besitzt. Das ist auch nicht weiter erstaunlich, arbeitet der menschliche Körper grundsätzlich doch so effizient wie möglich und vermeidet unnötige Kraftanstrengungen. Sobald sich dein Bewegungsradius durch diese Übungen vergrößert hat, wird es dir aber wieder viel leichter fallen, aufrecht zu stehen.

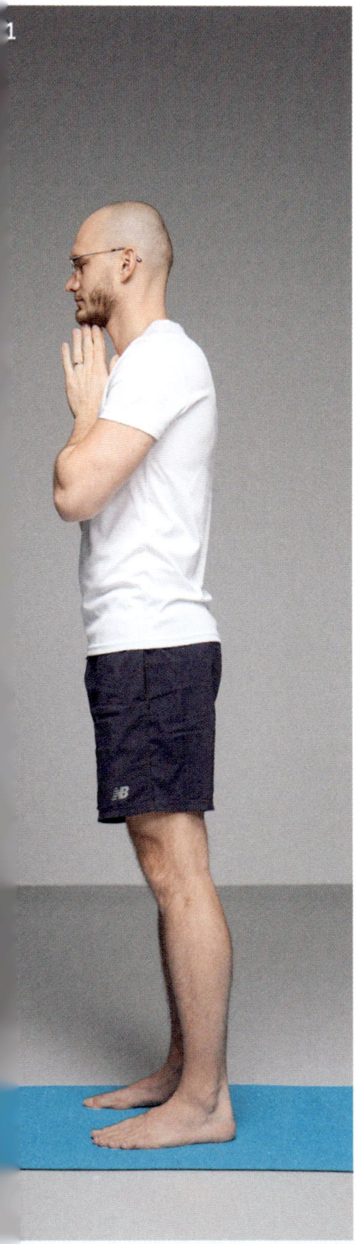
1

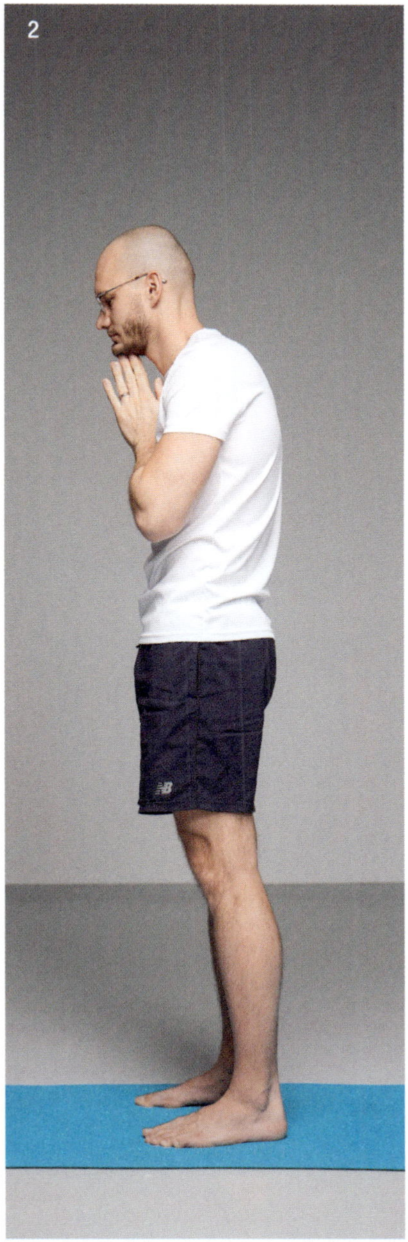
2

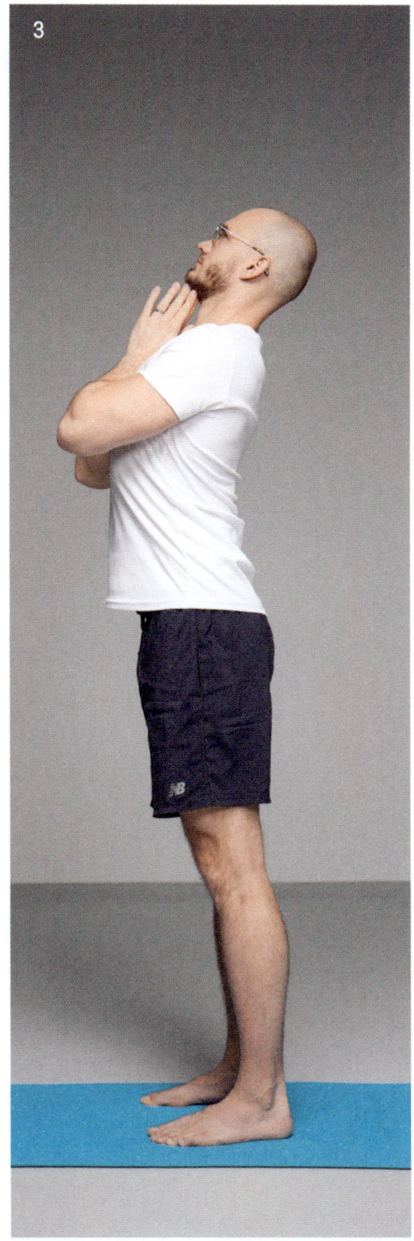
3

BWS-ROTATION

- Stell dich hüftbreit hin, und streck deine Arme waagerecht nach vorn aus; die Handflächen berühren sich. ❹
- Rotiere nun mit deinen ausgestreckten Armen nach rechts. ❺
- Rotiere von dort aus mit deinen ausgestreckten Armen nach links. ❻
- Wechsle diese beiden Positionen rhythmisch ab.

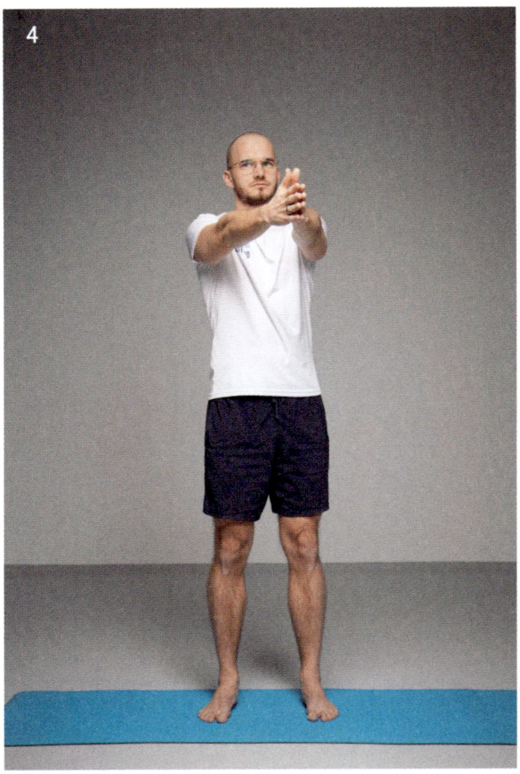

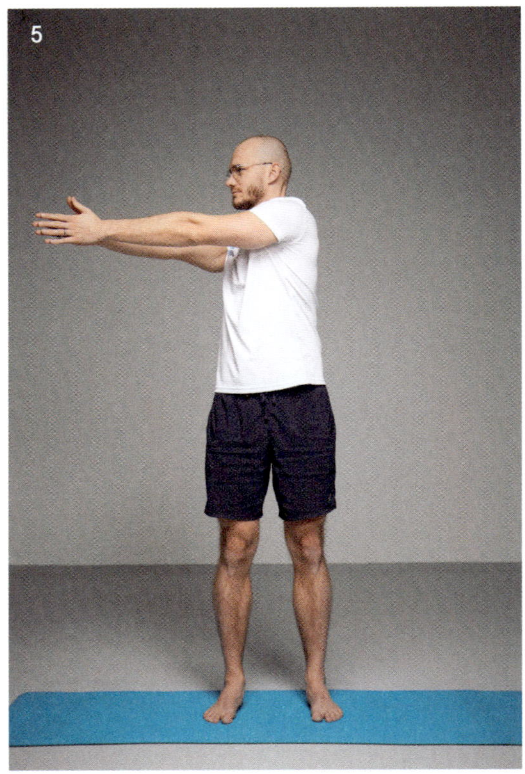

VARIATION

Läuft das wie geschmiert? Und willst du herausfinden, wie groß der alleinige Bewegungsradius deiner Brustwirbelsäule wirklich ist? Dann ab in den Fersensitz und die Rotationsübung in dieser Position versuchen. Damit hast du den Schwierigkeitsgrad ziemlich erhöht und wirst wahrscheinlich einen himmelweiten Unterschied feststellen. Im Stehen bewegt man die Lendenwirbelsäule nämlich noch mit, während das im Sitzen nicht mehr klappt – hier ist die Lendenwirbelsäule blockiert, und du kannst nur mit der Brustwirbelsäule arbeiten.

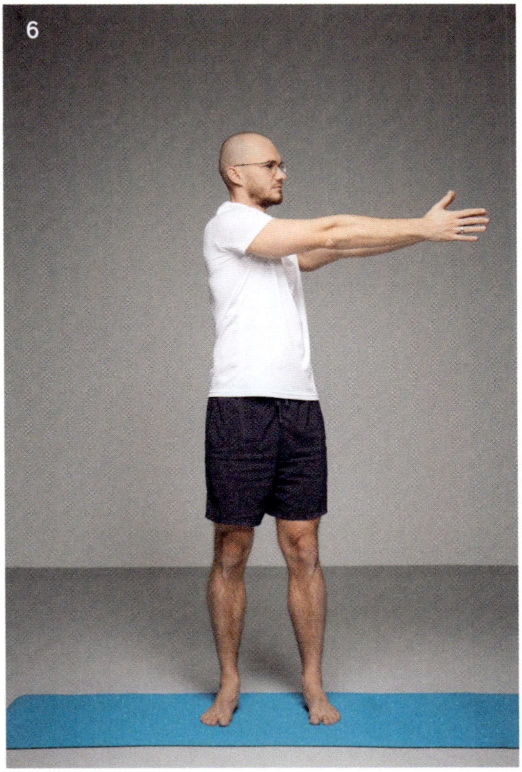

ERSTE HILFE

Wundere dich nicht, wenn sich bei dieser Übung auch deine Lendenwirbelsäule und deine Hüfte mitdrehen – das ist vollkommen normal. Meistens funktioniert die Rotation auch zu einer Seite besser als zur anderen.

Weitere Übungen, um die Brustwirbelsäule zu öffnen, findest du hier:

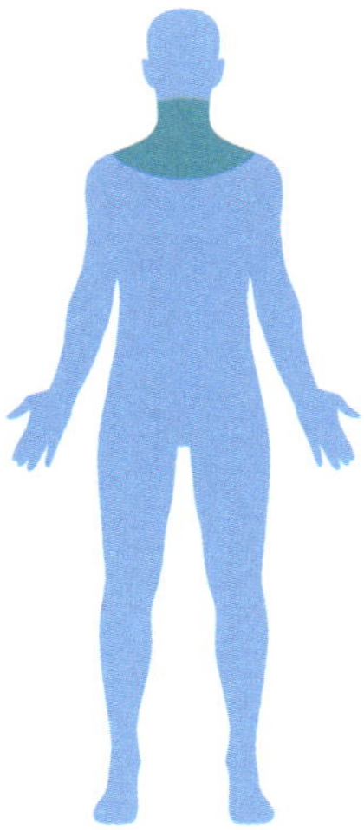

ZONE 7: DIE HALSWIRBELSÄULE – DER BEWEGLICHSTE TEIL UNSERES RÜCKGRATS

Klettern wir an unserem Rücken von der Brustwirbelsäule aus weiter nach oben, landen wir automatisch bei der Halswirbelsäule (HWS): Sie ist der mobilste Abschnitt unserer Wirbelsäule und verfügt über sieben Wirbelkörper (C1 bis C7), die den Kopf tragen (das C steht für Collum; lat. *collum,* Hals). Das ist übrigens bei fast jedem Säugetier der Fall, selbst eine Maus, aber auch eine Giraffe besitzt sieben Halswirbel.

Berühmt-berüchtigt ist dabei unser oberster Halswirbel, der Atlas (C1), der eigentlich keinen Wirbelkörper, keinen Dornfortsatz und keine Bandscheibe sein Eigen nennen kann und weitestgehend einem Ring ähnelt. Es gibt sogar Therapeuten, die sich nur auf den Atlas spezialisiert haben und hier die Wurzel allen Übels vermuten. Unserer Erfahrung nach hat sich das bisher nicht bestätigt – die Ursachen von Schmerzen sind meist sehr komplex angelegt. Der zweite Halswirbel, der Axis (C2), bildet mit dem Atlas eine funktionelle Einheit und sorgt mit seinem zahnartigen Fortsatz für die enorme Beweglichkeit unseres Kopfes. Die darunterliegenden fünf Halswirbel folgen dann wieder dem klassischen Bauplan eines »herkömmlichen« Wirbels.

Der Bereich der Halswirbelsäule ist evolutionsbedingt für unseren Körper von großer Bedeutung, da er als besonders sensibel gilt – viele Informationen werden über die Wirbelsäule zum Gehirn transportiert und müssen dabei immer den Weg über die Halswirbelsäule nehmen. Anders als bei der Brust- und der Lendenwirbelsäule wird dieser Bereich aber nicht durch riesige

Muskelberge und breite Strukturen geschützt, weswegen ein potenzieller Fressfeind vermutlich als Erstes unsere Halswirbelsäule attackieren würde, da sie nur von »kleinen Muskeln« umgeben ist. Bei Gefahr ziehen wir daher gern die Schultern und den Trapezius – den dreieckigen flachen Muskel des Schultergürtels – nach oben, was leider auch bei zu vielen Mails passiert, die im Account unseres Postfachs landen, oder aber bei anderen Ereignissen, die wir als bedrohlich einschätzen. So ist es auch nicht weiter verwunderlich, dass in einer repräsentativen Studie des Robert Koch-Instituts fast die Hälfte der Deutschen (45,7 Prozent) von Nackenschmerzen berichten. Frauen sind mit 54,9 Prozent weit häufiger davon betroffen als Männer mit 36,2 Prozent.[33]

Treten Nacken- oder Rückenschmerzen im Bereich der Halswirbelsäule auf – und damit sind alle Schmerzen wie Verspannungen und Probleme im Nacken-, Schulter- und Armbereich gemeint –, spricht man gern vom HWS- oder auch vom Zervikalsyndrom. Nicht immer rühren diese Schmerzen von einem überfüllten Mailpostfach, und so unterscheidet man zwischen einem chronischen und einem akuten HWS-Syndrom. Letzteres kann durch plötzliche Verletzungen wie beispielsweise ein Schleudertrauma durch einen Verkehrsunfall hervorgerufen werden. Liegen Schmerzen und Einschränkungen hingegen schon länger als zwölf Wochen vor, ordnet man sie einem chronischen Krankheitsverlauf zu.

Meistens wird das Zervikalsyndrom durch Bewegungsmangel, langes Sitzen und einseitige Belastungen wie etwa die Arbeit am Computer verursacht, aber auch durch chronischen Stress und psychische Anspannung. Konservativ lässt es sich oft gut behandeln: mithilfe von Physiotherapie, eventuell durch schmerzlindernde Medikamente, sicherlich aber mittels gezielter Übungen zur Kräftigung der Rücken- und Nackenmuskulatur. Hilfreich dabei sind natürlich auch Sport in der Freizeit und kleine Unterbrechungen im Büroalltag, wie zwischendurch oder in der Mittagspause einfach mal ein paar Schritte zu gehen.

Arthrosen in der Halswirbelsäule sind ebenfalls nicht selten, müssen aber nicht unbedingt der Grund für Schmerzen sein. Neben Bandscheibenvorfällen können in wenigen Fällen auch entzündliche Erkrankungen wie die rheumatoide Arthritis Schmerzen herbeiführen. Für gewöhnlich ist es jedoch auch hier möglich, die Schmerzen mit viel Bewegung und kräftigenden Übungen zu lindern.

Ihr seht also: Kein Weg führt am Mobility-Training vorbei. Und um alle Wirbelkörper zu mobilisieren, darf man auch mal nach oben schauen, wie ihr das bei der »Ja-Bewegung« auf der nächsten Seite üben sollt – Hanns Guck-in-die-Luft aus dem *Struwwelpeter* hatte vermutlich keinen Bandscheibenvorfall.

Übrigens: Entgegen der leider fälschlicherweise verbreiteten Meinung ist das kontrollierte Kopfkreisen für die Halswirbelsäule kein No-Go, sondern Balsam für Nacken- und Halsmuskulatur.

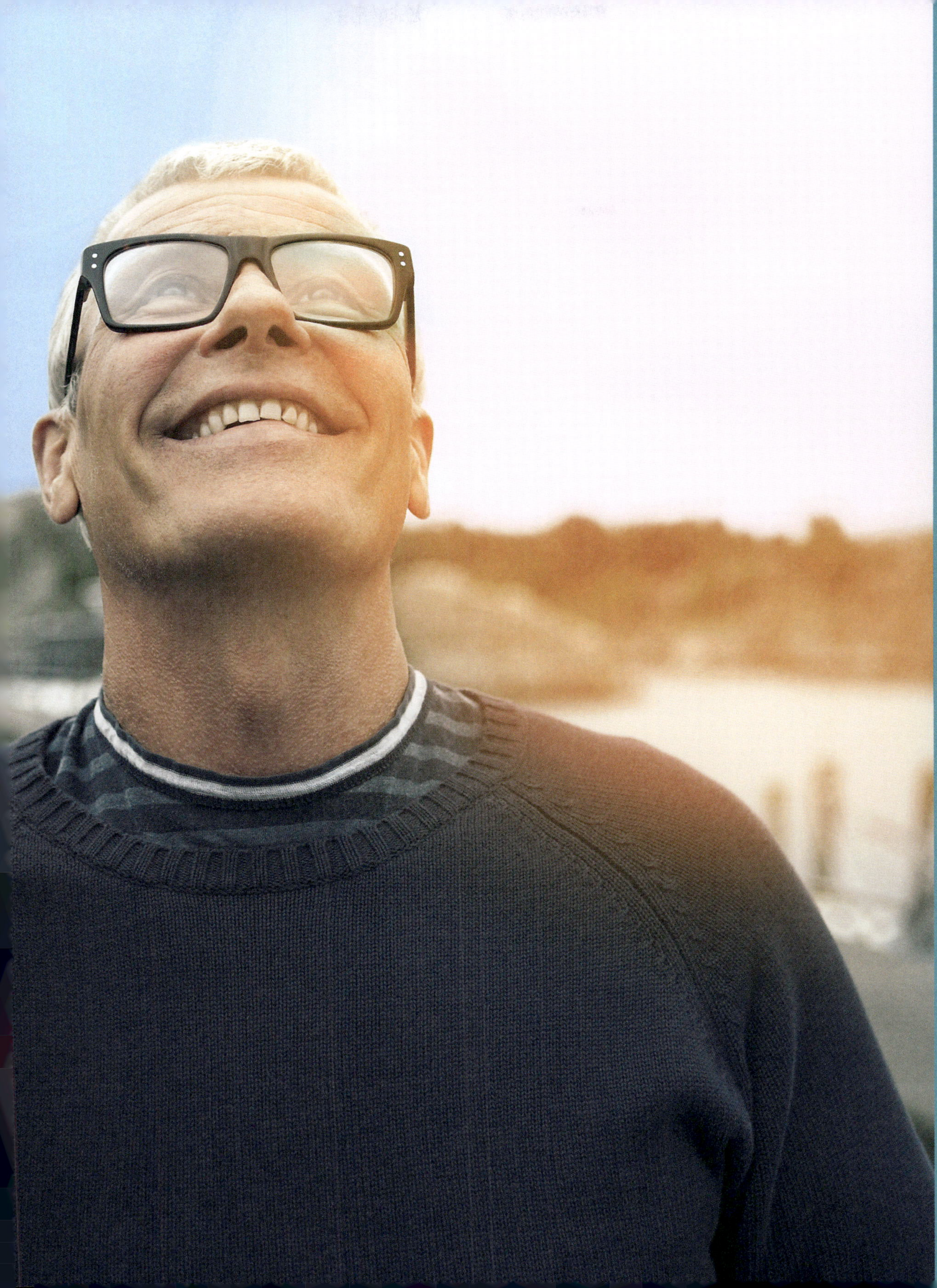

JA-BEWEGUNG

- Geh in den Fersen- oder Schneidersitz, und leg deine Hände auf den Oberschenkeln ab; der Mund sollte geschlossen sein. ❶
- Bewege deinen Kopf nun langsam in Richtung Nacken. ❷
- Bewege deinen Kopf von dort aus langsam in Richtung Brust; dein Kinn sollte auf dem Brustkorb aufliegen. ❸
- Wechsle diese beiden Positionen langsam ab.

ERSTE HILFE

Falls du es nicht in den Fersen- oder Schneidersitz schaffst, ist das kein Problem – du kannst dich für diese Übung auch einfach hinstellen oder gemütlich hinsetzen. Das Entscheidende bei der »Ja-Bewegung« ist, dass du deinen Rücken gerade hältst.

GUT ZU WISSEN

Du musst hier nicht ganz geradlinig vorgehen – dein Kopf kann sich bei dieser Übung ruhig auch mal ein wenig nach links oder rechts neigen. Im Alltag führen wir unsere Bewegungen ja auch nicht exakt durch. Viel wichtiger ist es, dass du langsam vorgehst, denn nicht selten ist der Nacken-Hals-Bereich vor lauter Stress steinhart. Falls du deinen Kopf zu ruckartig bewegst, kann dies zu einer klassischen Schutzfunktion deines Gehirns führen: Um die empfindlichen Strukturen nicht zu verletzen, beschließt es kurzerhand, die Muskulatur zu verkrampfen. Die Folge ist ein steifer Nacken, der auch mehrere Tage anhalten kann.

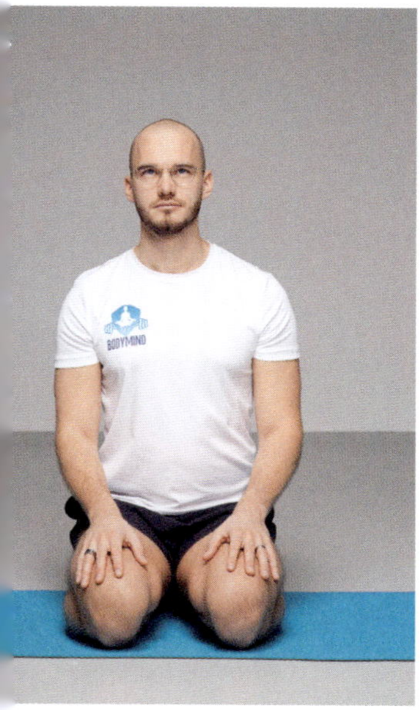

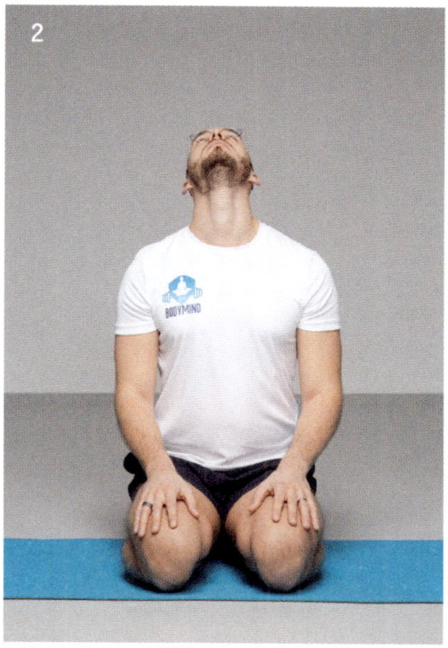
2

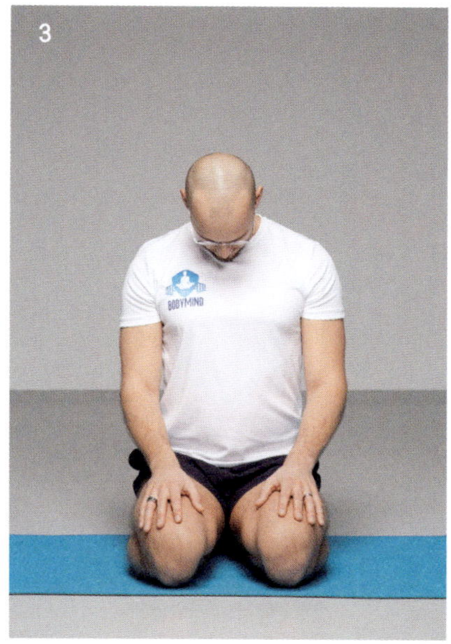
3

NEIN-BEWEGUNG

- Geh in den Fersen- oder Schneidersitz, und leg deine Hände auf den Oberschenkeln ab. ❹
- Bewege deinen Kopf nun langsam in Richtung deiner linken Schulter; der Kopf sollte dabei nicht überstreckt werden, dein Kinn befindet sich parallel zum Boden. ❺
- Bewege deinen Kopf von dort aus langsam in Richtung deiner rechten Schulter; der Kopf sollte dabei nicht überstreckt werden, dein Kinn befindet sich parallel zum Boden. ❻
- Wechsle diese beiden Positionen langsam ab.

ERSTE HILFE

Wie bei der »Ja-Bewegung« bereits erklärt: Falls du es nicht in den Fersen- oder Schneidersitz schaffst, ist das kein Problem – du kannst dich für diese Übung auch einfach hinstellen oder gemütlich hinsetzen. Das Entscheidende bei der »Nein-Bewegung« ist, dass du deinen Rücken gerade hältst.

GUT ZU WISSEN

Auch hier gilt das Gleiche wie bei der »Ja-Bewegung«: Du solltest langsam vorgehen, denn nicht selten ist der Nacken-Hals-Bereich vor lauter Stress steinhart. Falls du deinen Kopf zu ruckartig bewegst, kann dies zu einer klassischen Schutzfunktion deines Gehirns führen: Um die empfindlichen Strukturen nicht zu verletzen, beschließt es kurzerhand, die Muskulatur zu verkrampfen. Die Folge ist ein steifer Nacken, der auch mehrere Tage anhalten kann.

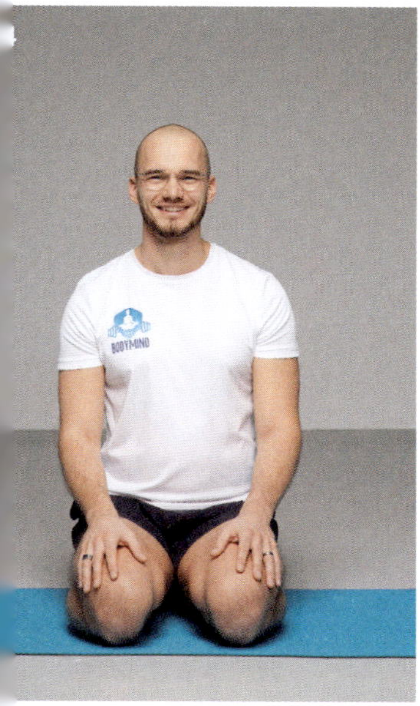

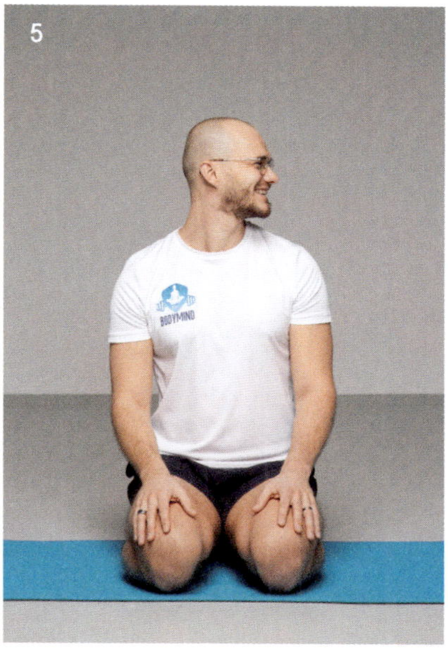
5

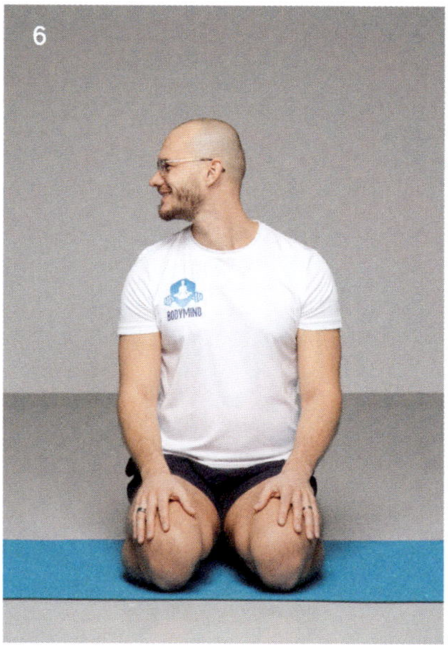
6

VIELLEICHT-BEWEGUNG

- Geh in den Fersen- oder Schneidersitz, und leg deine Hände auf den Oberschenkeln ab. ❼
- Neige deinen Kopf nun langsam in Richtung deiner rechten Schulter; die Schultern sollten dabei unten und locker bleiben und sich nicht zu den Ohren bewegen. ❽
- Neige deinen Kopf von dort aus langsam in Richtung deiner linken Schulter; die Schultern sollten dabei unten und locker bleiben und sich nicht zu den Ohren bewegen. ❾
- Wechsle diese beiden Positionen langsam ab.

ERSTE HILFE

Wie bei der »Ja-Bewegung« bereits erklärt: Falls du es nicht in den Fersen- oder Schneidersitz schaffst, ist das kein Problem – du kannst dich für diese Übung auch einfach hinstellen oder gemütlich hinsetzen. Das Entscheidende bei der »Vielleicht-Bewegung« ist, dass du deinen Rücken gerade hältst.

GUT ZU WISSEN

Auch hier gilt das Gleiche wie bei der »Ja-Bewegung«: Du solltest langsam vorgehen, denn nicht selten ist der Nacken-Hals-Bereich vor lauter Stress steinhart. Falls du deinen Kopf zu ruckartig bewegst, kann dies zu einer klassischen Schutzfunktion deines Gehirns führen: Um die empfindlichen Strukturen nicht zu verletzen, beschließt es kurzerhand, die Muskulatur zu verkrampfen. Die Folge ist ein steifer Nacken, der auch mehrere Tage anhalten kann.

Eine komplette Übungssequenz für die Halswirbelsäule findest du hier:

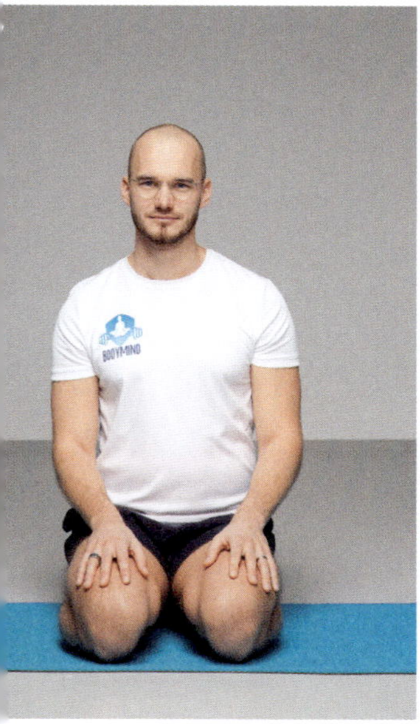

8

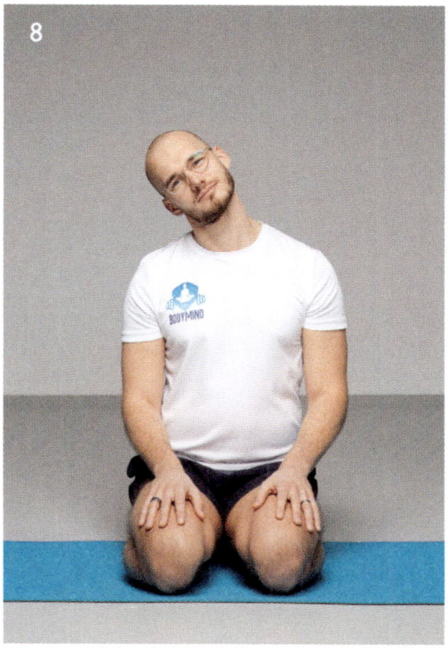

9

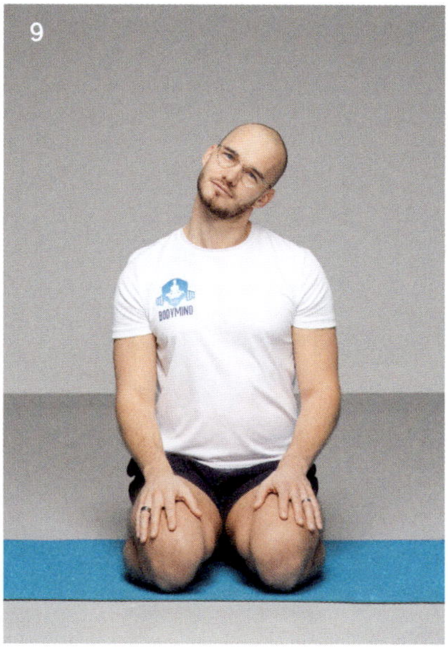

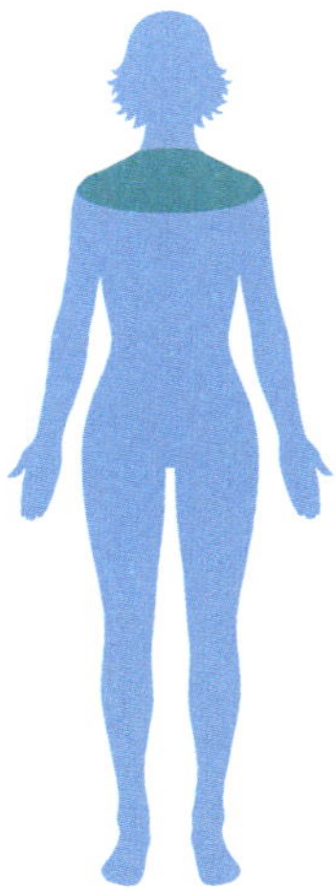

ZONE 8: DIE SCHULTERPARTIE – MOBIL, ABER ÄUSSERST ANFÄLLIG

Wie wir mittlerweile nicht nur bei der Brustwirbelsäule beobachten konnten, sind Frauen – wie bei allen anderen Schmerzdiagnosen – auch in der Schulterpartie häufiger von Schmerzen betroffen als Männer. Das mag generell zunächst einmal damit zusammenhängen, dass wir in erster Linie mehr vor als hinter unserem Körper arbeiten, uns also nach vorn orientieren und demnach einseitig belasten. Leider funktioniert daher die Innenrotation oftmals ziemlich gut, während die Außenrotation tendenziell eher eingeschränkt ist.

Bei Müttern rührt das teilweise von ihrer Körperhaltung her, die sie beim Stillen und Tragen ihres Kindes einnehmen. Grundsätzlich haben Frauen aber eine schlechter ausgebildete Muskulatur im Schulterbereich. Eine Studie hat gezeigt, dass prähistorische Frauen durch harte landwirtschaftliche Arbeit sogar weitaus muskulöser waren als heutige Eliteruderinnen und dieses Problem möglicherweise gar nicht kannten – es sich im Laufe des landwirtschaftlichen Technik- und Technologiefortschritts also erst entwickelt hat.[34]

Allerdings hätte es jetzt wenig Sinn, die Zeit zurückdrehen zu wollen, dahingegen sehr viel mehr, etwas dagegen zu unternehmen. Wir sollten unsere Arme nämlich am besten in beiden Richtungen nutzen können, damit wir auch bei alltäglichen Bewegungen wie das Anziehen einer engen Jacke mit unseren Armen und Ärmeln nicht in einem gordischen Knoten enden.

Ein tolles Training für eine gesunde Schulter ist das simple »Herabhängen«, auf das wir in Zone 9, »Das Schulterblatt«, noch näher eingehen. Teilweise können durch regelmäßiges Aushängen sogar Schulteroperationen vermieden werden. Während Kinder sich oft noch reflexartig an einen Gegenstand hängen, wenn sie etwa ein Klettergerüst oder einen Baumast sehen, haben Erwachsene sich diese Überkopfbewegungen meistens aberzogen – sie hängen vielmehr mit dem iPad auf der Couch ab. Einen Vorteil hat das Ganze auch: Darauf können sie zumindest nachschauen, wie unsere Schulter aufgebaut ist …

Das Schultergelenk ist das beweglichste Kugelgelenk im menschlichen Körper, allerdings auch das komplizierteste. Dort treffen drei Gelenke – nämlich Schlüsselbein, Schulterblatt und Oberarmknochen – aufeinander, die von einem kräftig ausgeprägten Mantel (Rotatorenmanschette) aus unterschiedlichen Muskeln, Bändern und Sehnen sowie der Brustmuskulatur stabilisiert werden. Das bedeutet: Stabile Schultern hängen von der sie umgebenden Muskulatur ab – und die Arme können nur dann schmerzfrei in alle Richtungen bewegt werden, wenn diese ausreichend gekräftigt ist.

Trifft dies nicht zu, kommt es zu einer Dysbalance, worunter die Mediziner ein Ungleichgewicht der Muskulatur verstehen. Oft entsteht sie durch kräftige Muskeln auf der Ober- und Vorderseite und deutlich schwächere Muskeln auf der Schulterrückseite. Die häufigsten Diagnosen bei Schulterschmerzen sind mit 85 Prozent eine defekte Rotatorenmanschette und das bereits erwähnte Impingement-(Engpass-)Syndrom mit 74 Prozent.[35]

Der Weg zu einer schmerzfreien, kraftvollen und beweglichen Schulter kann konservativ, aber auch operativ beschritten werden. Allerdings ist nicht nachgewiesen, dass eine Operation langfristig bessere Ergebnisse erzielen kann als eine konservative Behandlung. Wie immer muss hier jeder Mensch einzeln betrachtet werden. Wir jedenfalls sind der Meinung, dass erst alle Möglichkeiten ausgeschöpft werden sollten, bevor man sich unters Messer legt. In Extremfällen ist es allerdings nicht sinn-

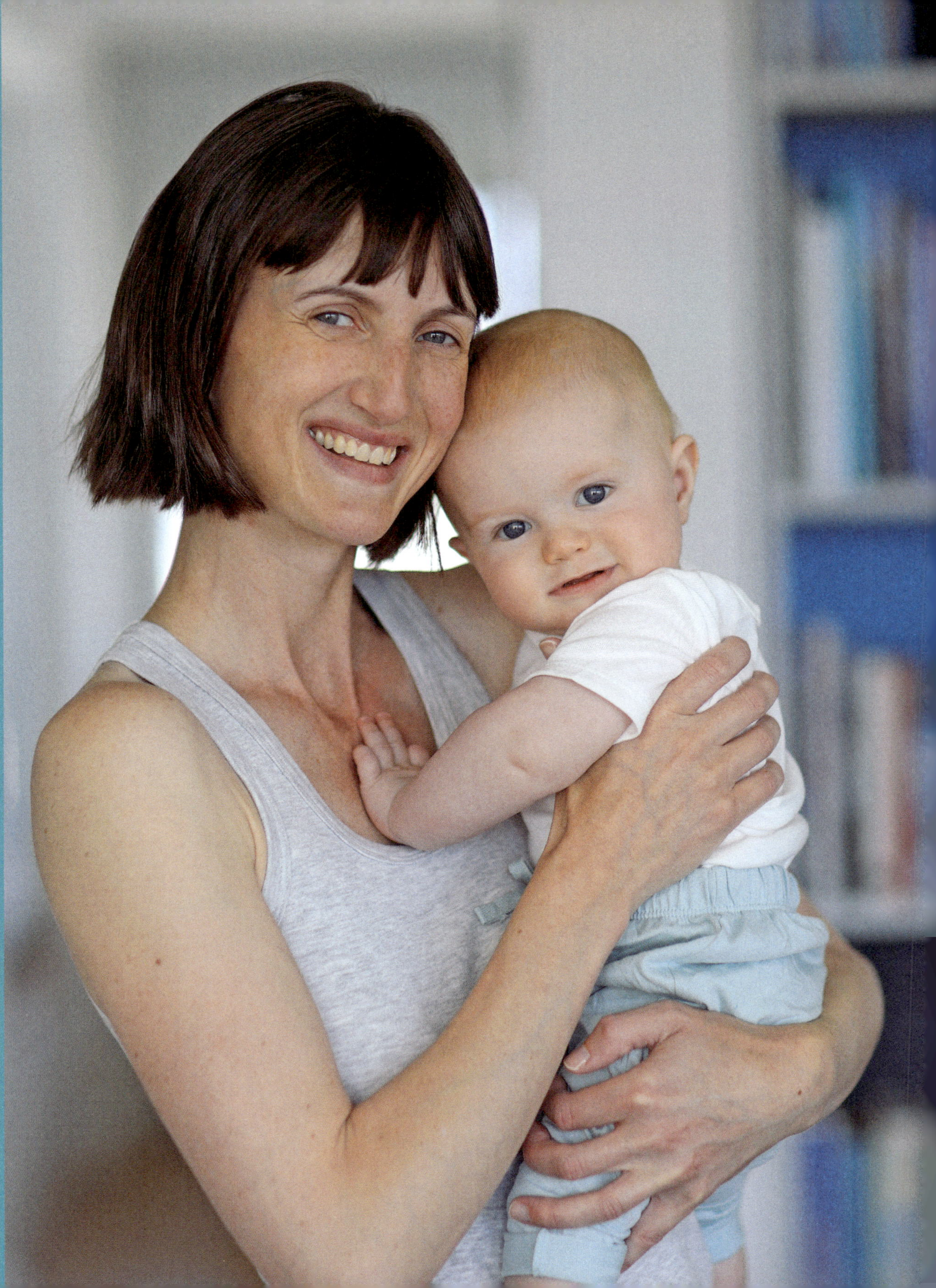

voll, sich weiter zu quälen: Hier kann eine OP die Voraussetzungen dafür schaffen, dass man mit Mobility-Übungen eine nachhaltige Besserung erreicht.

Es gibt somit genügend triftige Gründe, den Schulterbereich zu mobilisieren, und sei es nur, um problemlos in die Anzugjacke zu schlüpfen. Mit den beiden Übungen auf den nächsten Seiten habt ihr genügend Gelegenheit dazu.

Apropos Bekleidung: Ermöglicht es eigentlich eure Alltagskleidung, die Arme nach oben zu strecken? Oder rutscht dann das Hemd aus der Hose, und die Naht unter euren Achseln reißt? Und wäre es nicht wesentlich sinnvoller, die Kleidung eurer Bewegung und nicht der Optik anzupassen? Auch bei Frauen ist eine zu enge Kleidung meist mehr als unpraktisch. Vielleicht ein kleiner Gedankenanstoß, das Thema »Bekleidung« mal neu zu denken.

SCHULTER-CARS

- Stell dich hüftbreit hin, und streck deinen rechten Arm waagerecht nach vorn aus. Balle deine rechte Hand zu einer Faust, und streck deinen rechten Daumen nach oben. ❶
- Rotiere nun deinen ausgestreckten rechten Arm um 360 Grad, bis du wieder in der Ausgangsposition angelangt bist: Sobald du ein Viertel der Strecke hinter dich gebracht hast – also mit deinem ausgestreckten rechten Arm oben angelangt bist –, drehst du deine Handflächen nach außen auf ❷ und rotierst in dieser Handstellung weiter, bis dein ausgestreckter Arm nach unten zeigt. ❸ Hier wechselst du wieder deine Handstellung in die der Ausgangsposition (Faust ballen, Daumen nach oben strecken) und rotierst so das letzte Viertel der Strecke. ❹
- Rotiere so ein paarmal, und wechsle dann die Richtung.
- Wiederhole das Ganze auf der linken Seite in beiden Richtungen.

GÄNGIGE FEHLER

Der Oberkörper sowie die Blickrichtung bleiben – während der Oberarm nach hinten oder vorn rotiert – nach vorn ausgerichtet, auch die Wirbelsäule dreht sich nicht mit. Die Schulter soll sich isoliert bewegen und der Oberarm bei der Rotation nach oben so nah wie möglich am Kopf befinden.

ERSTE HILFE

Wem das alles zu kompliziert ist oder wer Angst hat, etwas falsch zu machen, stellt sich seitlich zu einer Wand und macht diese Übung dort. Am besten, ohne die Wand mit den Händen oder Armen zu berühren – dann ist diese Übung perfekt ausgeführt. Es darf durchaus ein wenig anstrengend sein.

GUT ZU WISSEN

Falls sich einige von euch schon gefragt haben, was der Namenszusatz »CARs« bei dieser Übung bedeuten soll, die werden hier kurz aufgeklärt. »CARs« wird von Fachleuten verwendet, heißt übersetzt so viel wie *Controlled Articular Rotations* und meint: »kontrollierte Gelenksrotationen«.
Zu Deutsch: Armkreisen. Sie sind ein äußerst effektives Tool, um die Schulter zu mobilisieren.

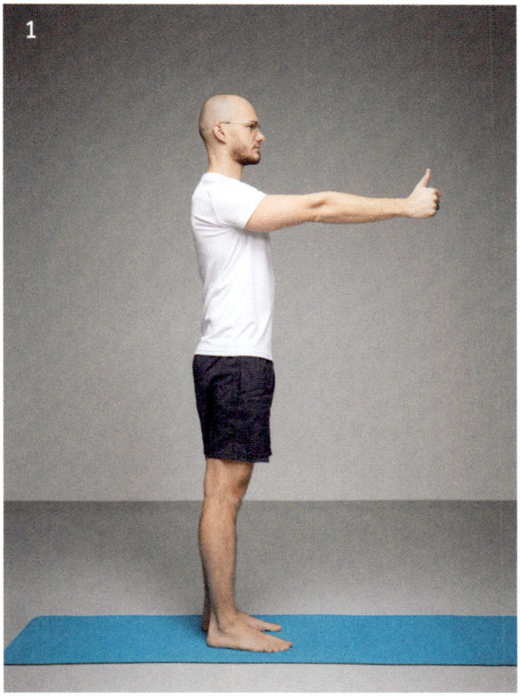
1

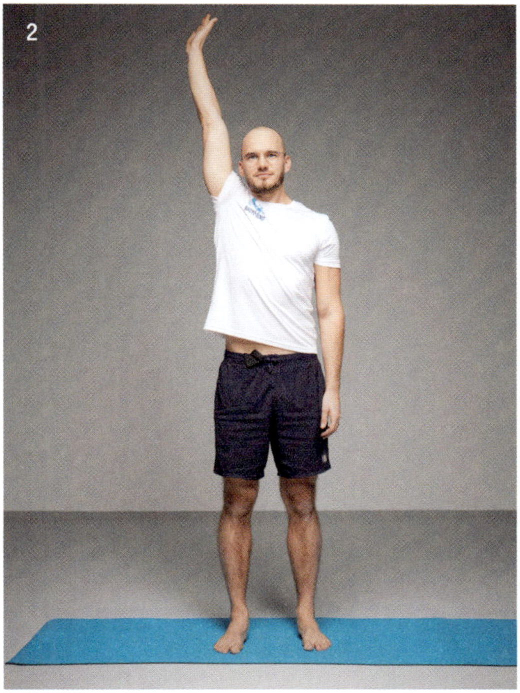
2

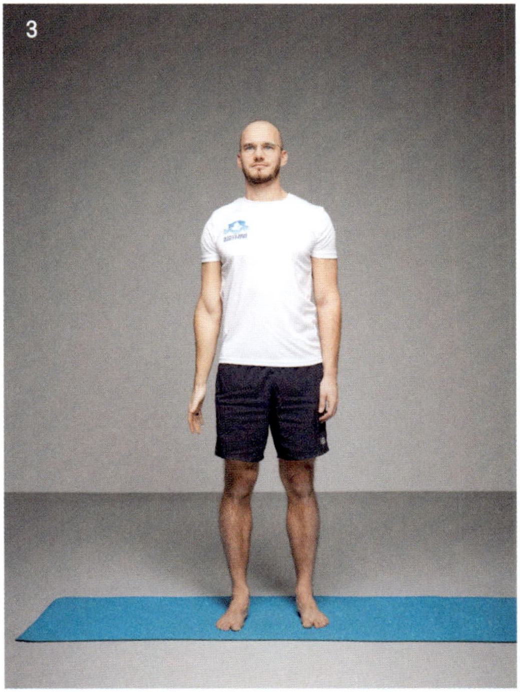
3

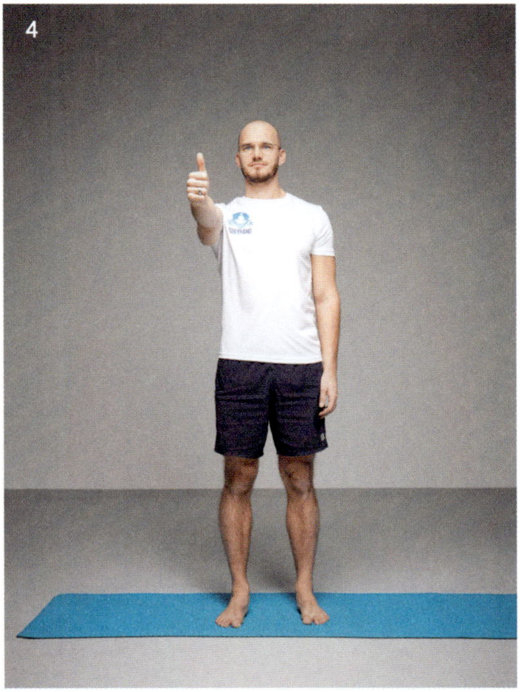
4

WALL SLIDES

- Stell dich hüftbreit mit dem Rücken an eine Wand; der ganze Rücken sollte die Wand berühren und kein Hohlkreuz bilden. Hebe nun deine im 90-Grad-Winkel gebeugten Arme an die Wand, und mach eine leichte Faust. ❺
- Bewege nun beide Arme nach oben, ❻ und streck sie während der Bewegung diagonal nach oben aus. ❼
- Bewege nun beide Arme wieder zurück in die Ausgangsposition und darüber hinaus, indem du mit den Ellenbogen so weit wie möglich nach unten führst, ohne dabei den Kontakt zur Wand zu verlieren. ❽
- Wechsle diese Positionen rhythmisch ab.

GÄNGIGE FEHLER

Häufig knicken wir die Handgelenke nach hinten ab, um den Bewegungsradius nicht aus der Schulteraußenrotation holen zu müssen. Versucht aber, die Wand mit den Handgelenken und Ellenbogen durchgängig zu berühren – genauso wie sich der untere Rücken nicht eine Sekunde lang von der Wand lösen, sondern stets an die Wand gepresst sein sollte.

GUT ZU WISSEN

Was macht die *Wall Slides* oder »Wandrutsche« so genial? Die Übung löst gleich zwei der häufigsten Schulterprobleme: Sie verbessert zum einen die Außenrotation und fördert zum anderen die »Überkopfbeweglichkeit« aka *Overhead Reach.*

Eine ergänzende und wirkungsvolle Übung für die Schulterpartie findest du hier:

5

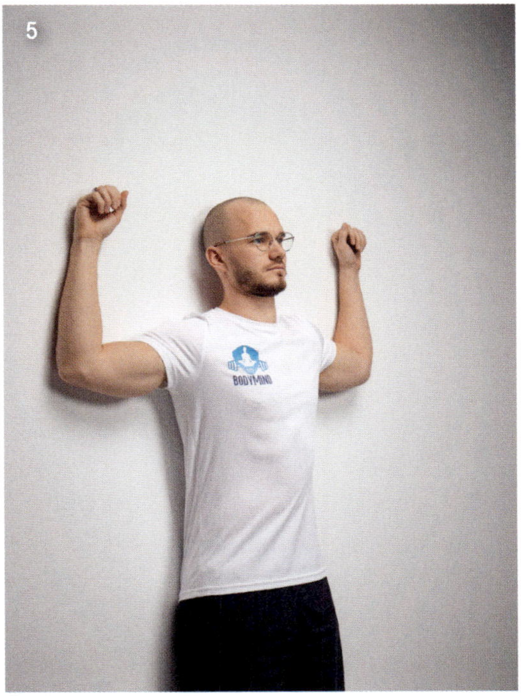

6

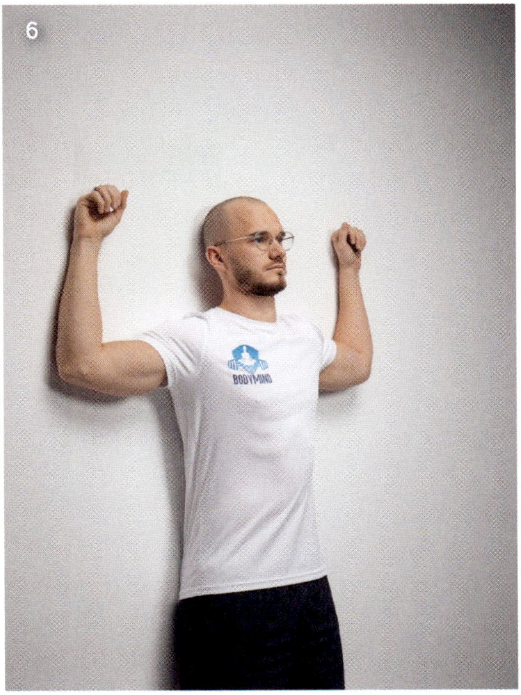

7

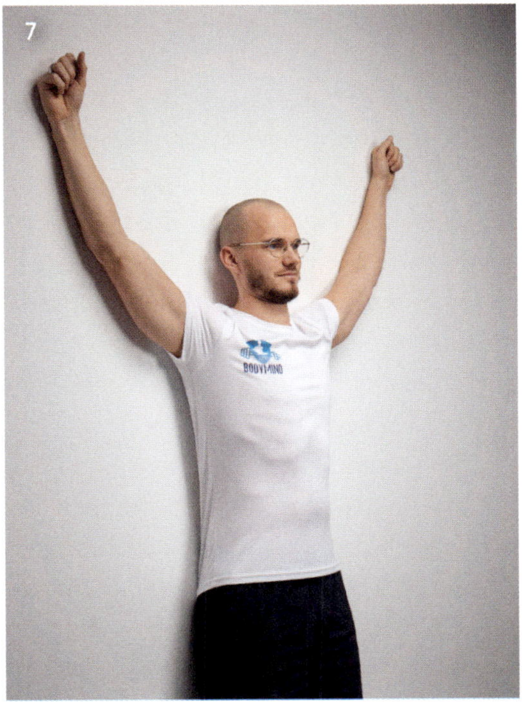

8

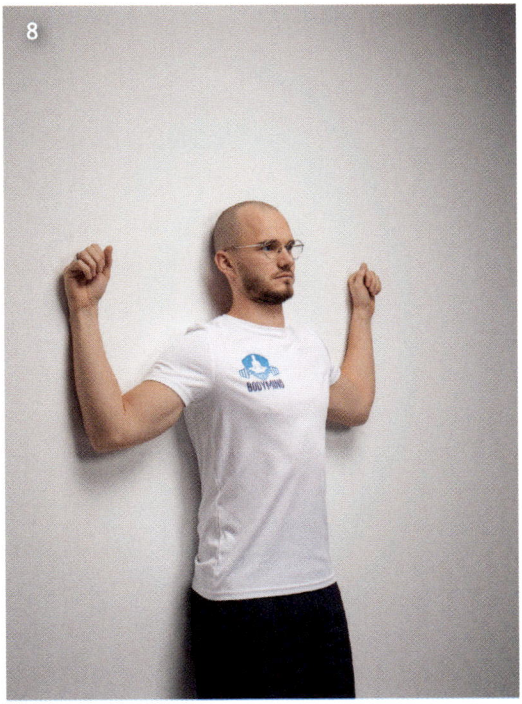

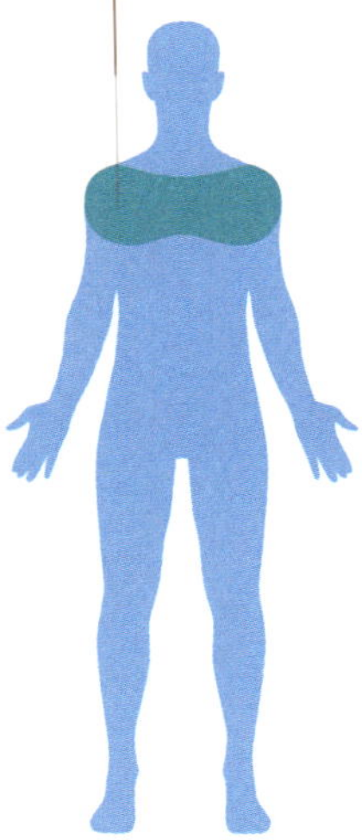

ZONE 9: DAS SCHULTERBLATT – WIRKUNGSVOLLER PLAYER DES SCHULTERGÜRTELS

Als ein Knochen von dreien gehört das Schulterblatt mit zum Schultergürtel. Es bildet den hinteren Teil des Schultergürtels und ist dreieckig geformt, außerdem setzen an ihm die Rückenmuskeln an, die sich bis zum Oberarmkopf erstrecken. Bewegen können wir uns mit dem Schulterblatt in vier Richtungen: nach oben (Elevation, Heben), nach unten (Depression, Herabsenken), nach vorn (Protraktion, Vorwärtsführen) und nach hinten (Retraktion, Zurückziehen). Wenn alles geschmeidig läuft, gleitet das Schulterblatt problemlos über die hinteren Rippenbogen. Leider holpert es erfahrungsgemäß bei sehr vielen Menschen eher, als dass sich das Schulterblatt frei über die Rückseite des Brustkorbs bewegt.

Meistens sind auch Retraktion und Depression (also die Bewegung nach hinten unten) schwierig auszuführen, was daran liegt, dass dieser Rückenbereich von vielen schlecht angesteuert werden kann – das mag wiederum auch mit einer eingeschränkten Schulter-Mobility zusammenhängen. Bei Menschen mit mechanisch bedingten Schmerzen lindern Übungen, bei denen man das gleichzeitige Zurückziehen und Herabsenken der Schulter trainiert, nicht selten ihr Leiden.

Teilweise ist bei Schulterschmerzen neben der Schulterbeweglichkeit aber auch die Atemmechanik betroffen. Eine gesunde Atmung erfordert nämlich das Weiten des Brustkorbs in alle Richtungen, also um 360 Grad, weshalb eine gute Schulter-Mobility-Routine auch immer individuelle Übungen für die Atemmechanik enthalten sollte.

Eine tolle Mobility-Übung für gesunde Schultern ist außerdem das simple »Hängen« - darauf sind wir in der Körperregion »Die Schulterpartie« ja schon eingegangen. Dabei unterscheiden wir zwischen passivem Hängen (die Schultern entspannen sich, die Schulterblätter werden dadurch nach oben gezogen und wandern zu den Ohren, Elevation) und aktivem Hängen (du ziehst dich nach oben beziehungsweise die Schultern nach unten, die Schulterblätter werden dadurch nach unten gezogen und wandern weg von den Ohren, Depression). Letzteres ist deutlich anstrengender, beide Formen sind aber super Maßnahmen, um eure Schultern beweglich zu halten. Am besten probiert ihr sie hier gleich mal aus!

SCHULTERBLATT-CARS

- Stell dich hüftbreit hin, und streck deinen linken Arm waagerecht nach vorn aus. Balle deine linke Hand zu einer Faust, und streck deinen linken Daumen nach oben. ❶
- Rotiere nun dein linkes Schulterblatt um 360 Grad, indem du sie wie eine Dampflok bewegst. ❷ ❸ ❹
- Rotiere so ein paarmal, und wechsle dann die Richtung.
- Wiederhole das Ganze auf der rechten Seite in beiden Richtungen.

VARIATION

Du kannst diese Übung fürs Schulterblatt variieren, indem du deinen Arm seitlich ausstreckst und dort rotierst. Deine Hand solltest du auch hier zu einer Faust ballen und deinen linken Daumen nach oben strecken.

ERSTE HILFE

Falls die »Schulterblatt-CARs« nicht gleich auf Anhieb klappen, einfach weiter versuchen – auch, sich in Geduld zu üben. Bekanntermaßen sind die Retraktion und Depression etwas schwieriger auszuführen, da sich dieser Bereich des Rückens nicht so leicht ansteuern lässt. Auf jeden Fall sollen Arm und Ellenbogen dabei durchgestreckt bleiben.

GUT ZU WISSEN

Im Übrigen ist die Position, in der sich das Schulterblatt »hinten unten« befindet, also in der Retraktion und Depression, auch eine Art *Save Position:* In ihr können viele Menschen – ohne Schulterschmerzen zu bekommen – besonders gut drücken und ziehen.

Eine genaue Anleitung zur Übung »Schulterblatt-CARs« und weitere Übungen findest du hier:

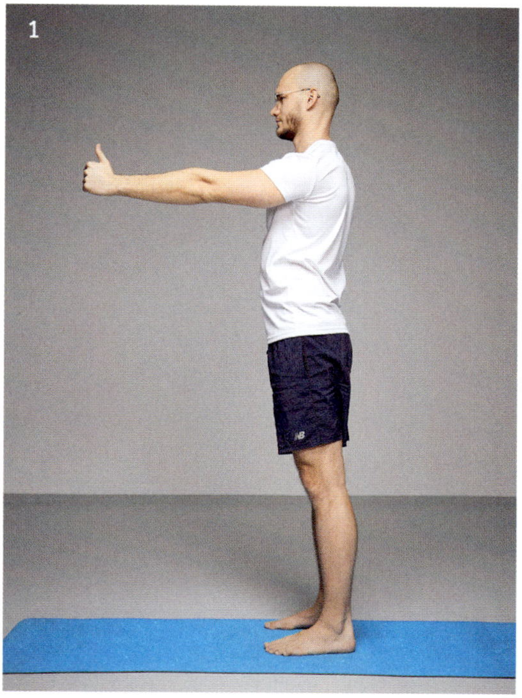
1

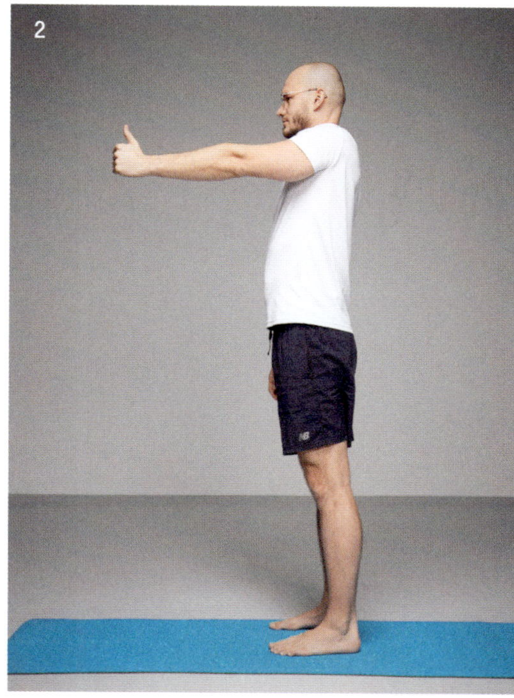
2

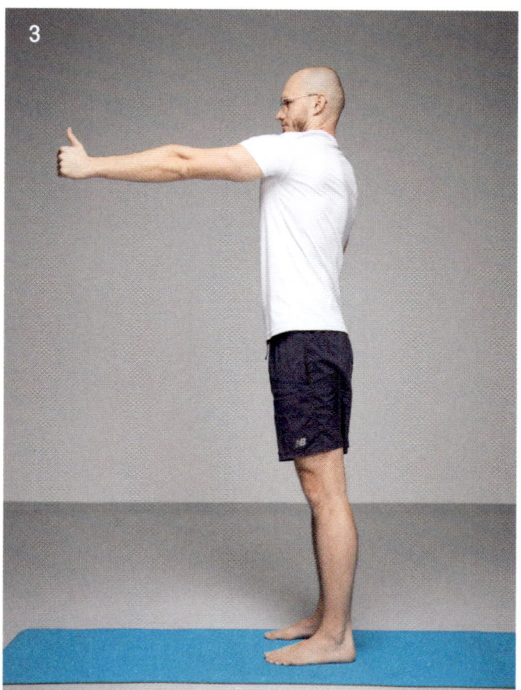
3

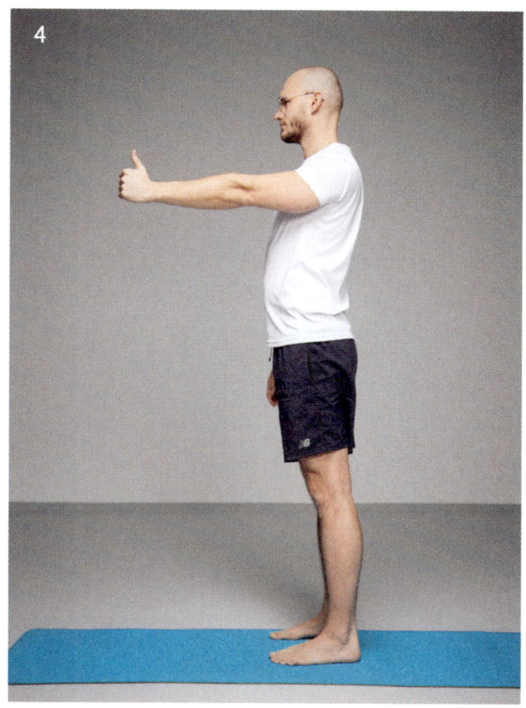
4

HÄNGEN

- Stell dich hüftbreit hin, und streck beide Arme senkrecht nach oben. Umgreife fest die Klimmzugstange, und häng dich aus. (Schultern entspannen sich, die Schulterblätter werden dadurch nach oben gezogen und wandern zu den Ohren, Elevation). ❺
- Zieh dich nun ein Stück nach oben, während die Arme weiter ausgestreckt bleiben. (Schulterblätter werden dadurch nach unten gezogen und wandern weg von den Ohren, Depression). ❻

VARIATION

Für den Fall, dass du bei dir zu Hause keine Klimmzugstange installiert hast, tut es auch der Stahlträger oder der freiliegende Deckenbalken, der eventuell durch dein Wohnzimmer führt – und mit einer kleinen Erhöhung am Boden kommen selbst die Kürzeren unter euch dort oben an. Genauso gut kann man sich aber auch eine Teleskop-Klimmzugstange für den Türrahmen besorgen oder – wenn es schnell gehen soll – die Übung gleich ohne Stange ausführen:

- Stell dich hüftbreit hin, und balle deine Hände zu leichten Fäusten. Streck nun beide Arme senkrecht nach oben, sodass sich deine Schultern bei den Ohren befinden. ❼
- Zieh nun die Schultern nach unten, während die Arme weiter ausgestreckt bleiben. (Die Schulterblätter bewegen sich von den Ohren nach unten hinten weg.) ❽

ERSTE HILFE

Keine Sorge, solange du deine Hände nicht öffnest, kannst du nicht von der Klimmzugstange fallen. Dass die Handkraft bei dieser Übung aber als Erstes versagt, ist typisch, deshalb werden einige die Übung auch als regelrechte »Hängepartie« empfinden.
Falls dem so sein sollte, suche dir eine Hängemöglichkeit, bei der du zum Beispiel die Füße auf einem Stuhl abstellen kannst. Man kann sich auch wunderbar unter dem Esstisch an die Tischkante hängen – der Körper befindet sich dabei unter dem Tisch rücklings auf dem Boden – und so erst mal seine Hand- und Griffkraft trainieren, was sowieso eine ausgezeichnete Idee wäre. Angestrebt werden dabei vierzig bis sechzig Sekunden, aber auch hier darf man klein anfangen.

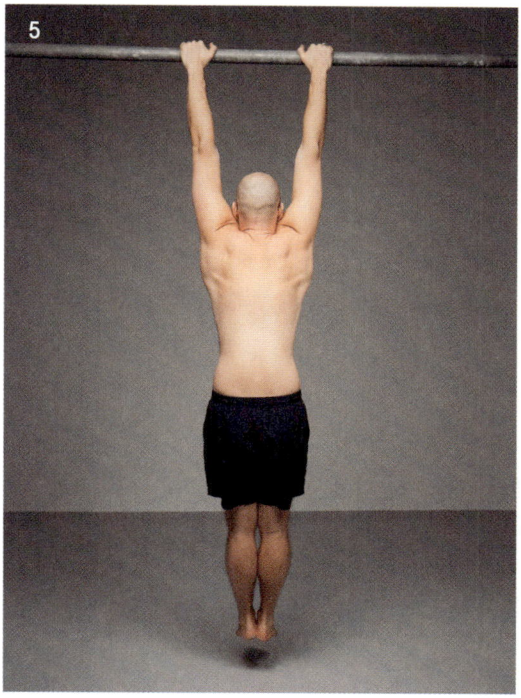
5

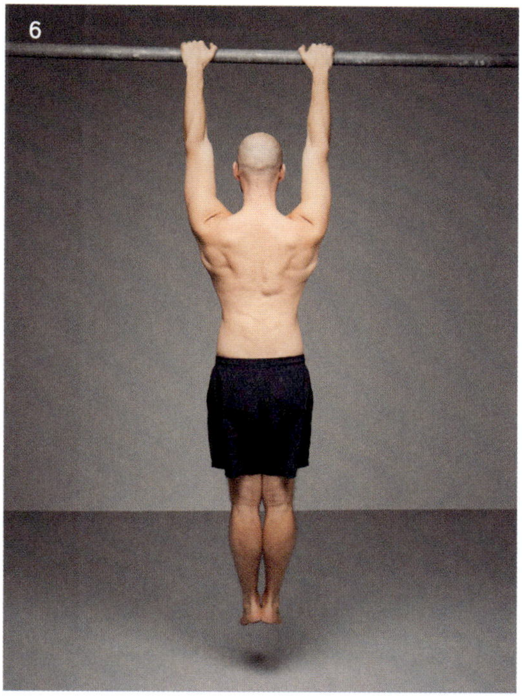
6

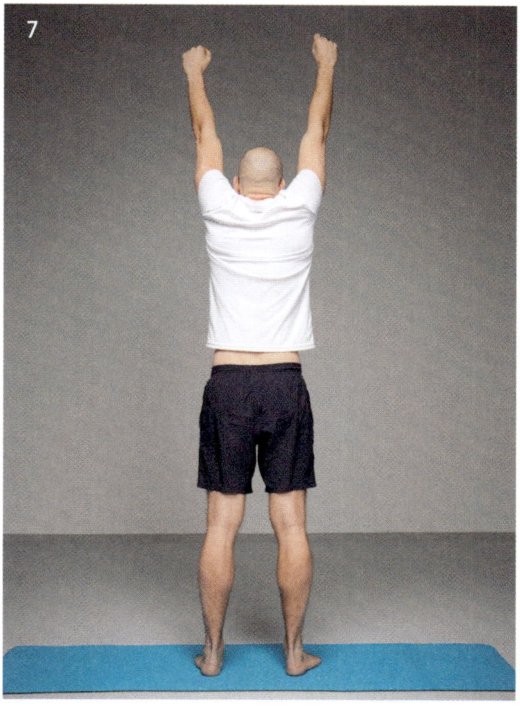
7

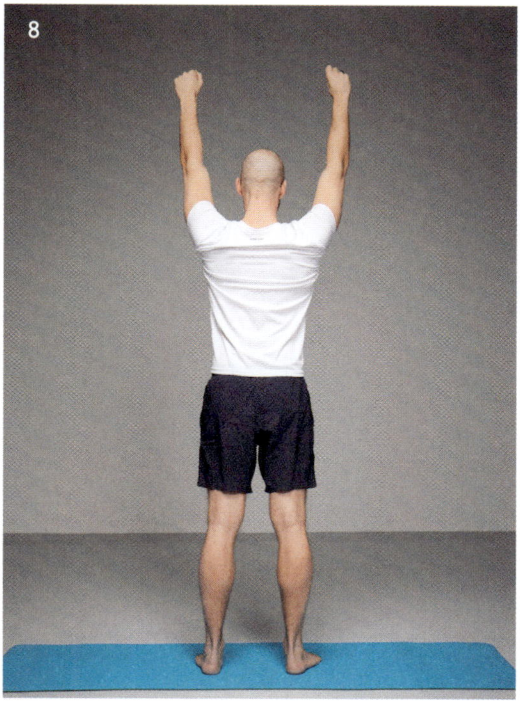
8

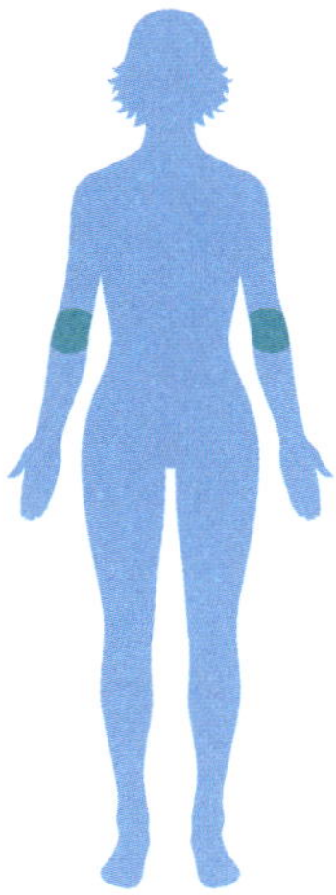

ZONE 10: DER ELLENBOGEN – EIN ÄUSSERST DIFFIZILES GELENK

Man muss kein Golf- oder Tennisspieler sein, um unter Ellenbogenschmerzen – in diesem Fall einem Golfer- oder Tennisarm – zu leiden. Und so behandeln die meisten Physiotherapeuten in ihren Praxen auch kaum Tennislehrer mit Tennisarm (Epicondylitis radialis) beziehungsweise Golfer mit dem angeblich so typischen Golferellenbogen (Epicondylitis ulnaris), sondern hauptsächlich Schreibtischtäter und Handwerker.

Unter den Gelenkschmerzen tauchen die Ellenbogenschmerzen innerhalb eines Jahres glücklicherweise bei nur etwa 4 Prozent der deutschen Allgemeinbevölkerung auf.[36] Ursachen sind meistens monotone Bewegungsabläufe, die zu einer Muskelüberlastung führen, bei der sich in der Folge dann die inneren (Golferellenbogen) oder äußeren Sehnenansätze (Tennisellenbogen) entzünden. Ein oft langwieriges Unterfangen, bei dem man mindestens zwölf bis sechzehn Wochen eingeschränkt ist. Schließlich fallen unter die Ellenbogenschmerzen neben anderem auch der Mausarm oder das RSI-Syndrom (RSI steht für *Repetitive Strain* oder *Stress Injury,* Verletzung durch wiederholte Belastung), die Ellenbogenarthrose, Entzündungen der Schleimbeutel und so weiter.

Um das ein wenig besser verstehen zu können, müssen wir uns kurz den Aufbau des Ellenbogengelenks zu Gemüte führen: Das Drehscharniergelenk besteht aus drei Knochen – Elle, Speiche und Oberarmknochen –, die eine gemeinsame Gelenkkapsel besitzen und durch Muskeln, Bänder und Sehnen stabilisiert werden. Die Muskeln und Sehnen des Unterarms sind am oberen

Ende am Oberarmknochen (Humerus) befestigt, am unteren überspannen sie das Handgelenk und bewegen auch die Finger.

Ellenbogenbeschwerden können also immer etwas mit dem Handgelenk und/oder der Hand- beziehungsweise Fingerkraft zu tun haben. Jede Bewegung der Finger, Muskeln und des Arms übt schließlich Zugkräfte auf diese beiden Punkte aus. Bei einer Überbeanspruchung, die durch immer wieder gleiche Bewegungsmuster entsteht - wie etwa die tägliche Arbeit am Computer, das Malern von Wänden, das Schneiden, Hämmern, Hacken, Hineinschrauben -, kommt es zu Verletzungen in Form von Mikrorissen respektive -traumen, die lokale Entzündungen auslösen.

Abhilfe bei den Schmerzen können Gegenbewegungen schaffen, im ersten Schritt werden aber gern Bandagen, Spangen, Schienen und Orthesen verordnet, die alle nach dem Kompressionsprinzip arbeiten: Hier sollen durch Druck auf die Muskelbäuche die Sehnen entlastet werden.

Das kann langfristig aber auch durch eine Kräftigung der entsprechenden Muskulatur erreicht werden. Bei einer akuten Entzündung ist zwar zunächst Entlastung angesagt, nach Abklingen der Entzündungssymptome sollte jedoch ein vielseitiger Kraft- und Beweglichkeitsaufbau angestrebt werden, damit die Ellenbogenschmerzen der Vergangenheit angehören. Zwei Übungen zur Prävention findet ihr gleich hier im Anschluss.

EINWINKER

- Stell dich hüftbreit hin, und streck beide Arme seitlich aus. Die Handflächen zeigen nach oben. ❶
- Bewege nun beide Unterarme in Richtung Kopf, ❷ bis du dich in der »Bodybuilderpose« befindest; hier ballst du deine Hände zu leichten Fäusten. ❸
- Rotiere dann deine angewinkelten Arme nach unten, ❹, und streck danach beide Arme seitlich aus; die Handflächen zeigen wieder nach oben. ❺
- Rotiere so ein paarmal, und wechsle dann die Richtung.

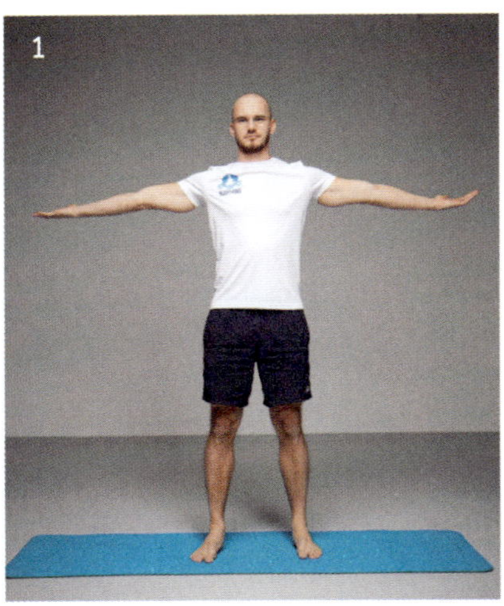

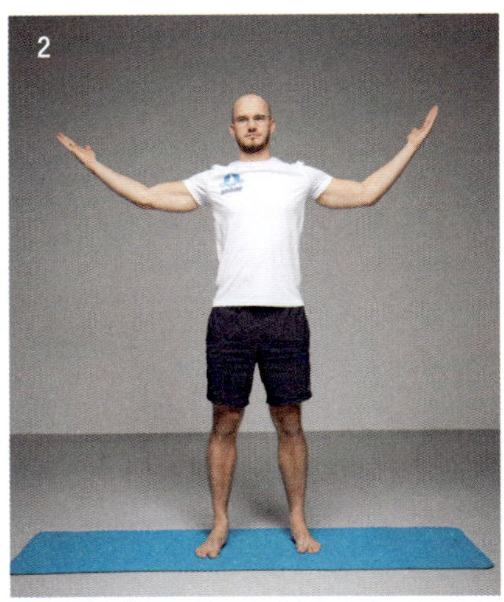

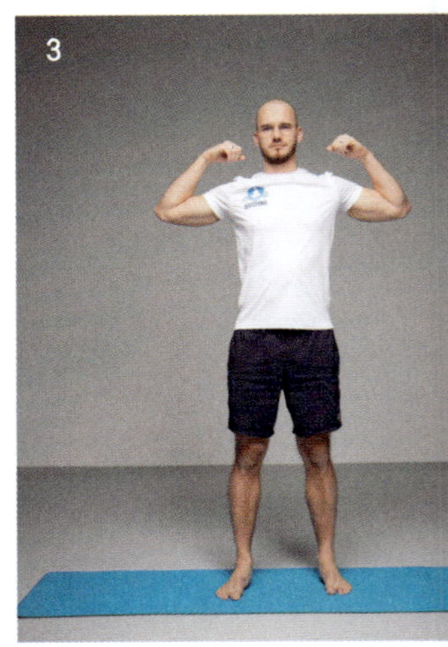

GÄNGIGE FEHLER

Die Ellenbogen dürfen bei dieser Übung nicht mitwandern, sondern sollen während der gesamten Übung auf einer Höhe bleiben. Das ist zwar anstrengend, dafür aber effizient.

VARIATION

Hier kommen zwei Varianten, die kognitiv eine ziemliche Herausforderung sind: Einerseits kannst du die Unterarme, statt wie oben gezeigt in die gleiche Richtung, in unterschiedliche Richtungen rotieren. Andererseits einen Tempowechsel bei den Rotationen durchführen, das heißt: Während der eine Unterarm schnell rotiert, drehst du den anderen Unterarm langsam ... Und? Hat der Flieger schon seinen Platz gefunden – oder rotieren deine Neuronen noch?

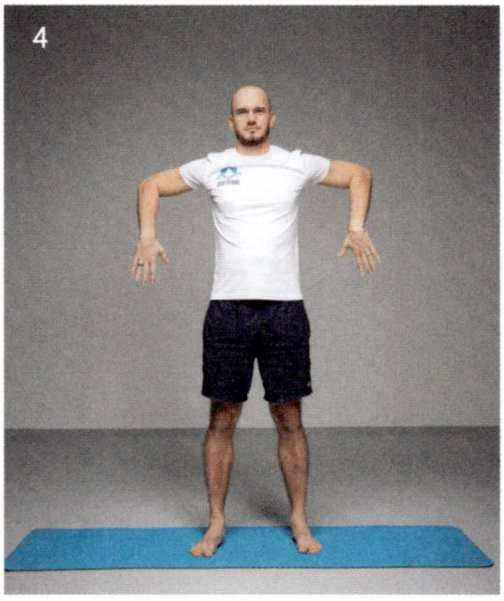

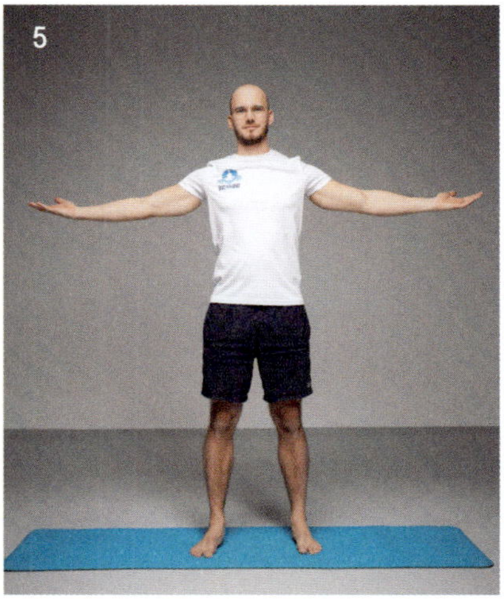

SCHLECHTER KELLNER

- Stelle dich hüftbreit hin, und winkle den rechten Arm etwa 45 Grad an. Die Handfläche zeigt nach unten. ❻
- Bewege nun den Unterarm nach unten. ❼
- Drehe dann die Handfläche nach oben, und bewege von dort deinen Unterarm wieder nach oben. ❽
- Wechsle diese Positionen rhythmisch ab.
- Wiederhole das Ganze auf der linken Seite.

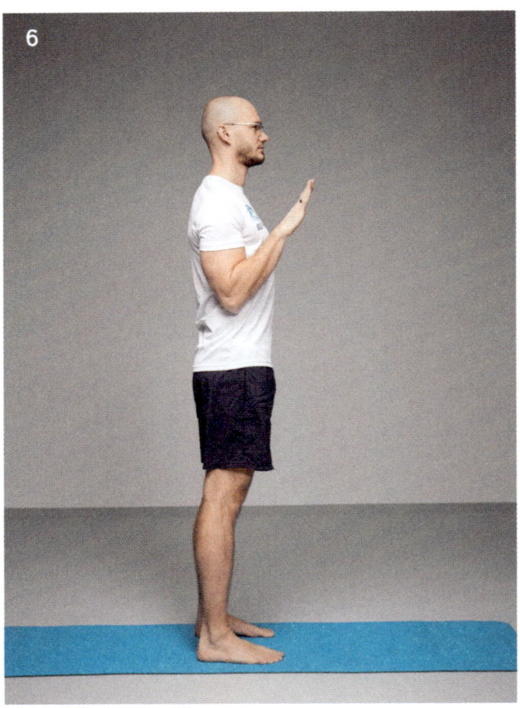

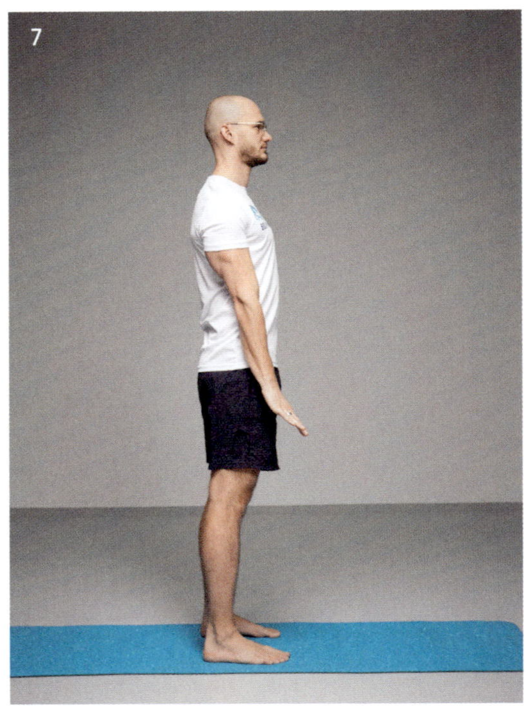

GUT ZU WISSEN

Selbst wenn du die Übung schon kennst, weil du sie vielleicht im Fitnessstudio als »Bizeps Curls« oder »Trizepsdrücken« am Kabelzug performt hast, mag sich eine bewusst langsame Ausführung dieser Übung mit der Drehung der Handfläche an den jeweiligen Endpunkten ungewohnt anfühlen. Das kann sich durch mehrmaliges Trainieren aber schnell ändern; und hat sich dein Körper erst mal daran gewöhnt, wirkt sich »Der schlechte Kellner« äußerst positiv auf den Bewegungsradius deiner Ellenbogen aus!

Übungen, um einen Tennis- oder Golferellenbogen loszuwerden, findest du hier:

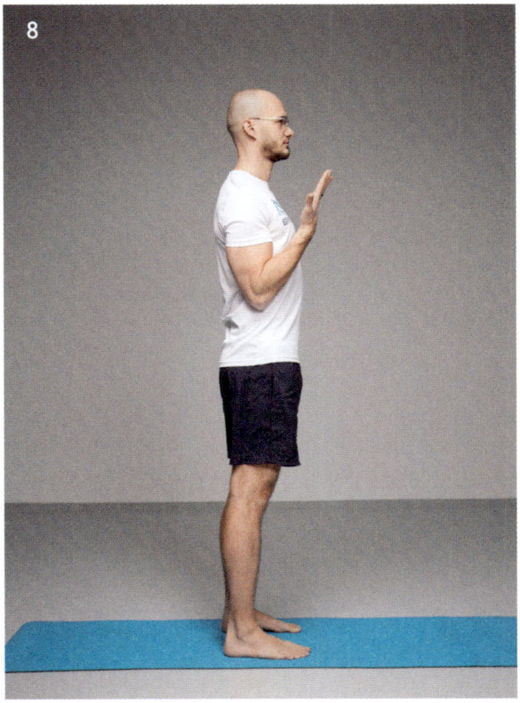

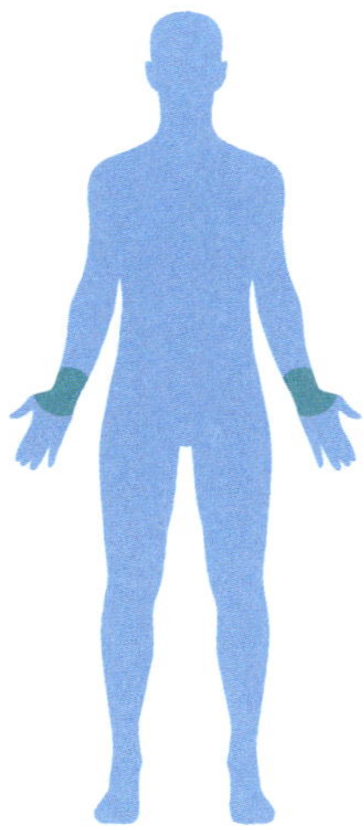

ZONE 11: DAS HANDGELENK – NICHT NUR ZUM UHRENTRAGEN DA

Das hat wahrscheinlich fast schon jeder von euch erlebt: Da soll man im Yoga, in der Fitnessstunde oder im Work-out eine Stützübung wie das Brett beziehungsweise eine Plank machen, und dann tun einem dabei dermaßen die Handgelenke weh, dass man auf die nachfolgenden Übungen am liebsten verzichten würde.

In der Regel sind derartige Handgelenkschmerzen bei den Stützübungen auf zu wenig Kraft in den Händen zurückzuführen und weniger auf degenerative Veränderungen am Handgelenk. Ändern lässt sich das gut, indem du die Hände vollflächig am Boden aufspannst und so das Handgelenk entlastest. Passiert das nämlich nicht, stehst du direkt auf deinen Handwurzelknochen, die allein nicht so viel Last tragen können und sollten. Das Handgelenk verbindet nämlich den Unterarm mit der Hand.

Darüber erfolgen die Bewegungen der ganzen Hand gegenüber dem Unterarm, und es besteht aus zwei Gelenkbereichen, einem zwischen Speiche und Handwurzelknochen und einem zwischen den Handwurzel- und Mittelhandknochen. Sie bilden zusammen eine funktionale Einheit und ermöglichen umfangreiche Bewegungen.[37] Darüber hinaus verlaufen durch das Handgelenk kleine Kanäle, die von vielen Nervenzellen durchzogen sind, da unsere Finger sehr sensitiv arbeiten und bereits kleinste Unterschiede in der Beschaffenheit der Gegenstände erspüren müssen. Dabei meistern unsere Handgelenke, Hände und Finger nicht nur so sensitive Arbeiten wie das Nähen mit einer winzig kleinen Nadel, sondern transportieren auch noch schwere Gewichte von A nach B. Das Besondere am Handgelenk und der Hand ist daher, dass es sowohl große Wirkkräfte beim Hängen und Stützen aushält als auch fein modulierte Bewegungen durchführen kann.

Frauen in Deutschland sind bei diesem Gelenk - darunter fallen in einer Erhebung des Statistischen Bundesamts auch die Hände - von Schmerzen mit 27 Prozent fast doppelt so häufig betroffen wie Männer mit 14 Prozent.[38] Treten starke Handgelenkschmerzen direkt nach einem Sturz auf, bei dem man sich mit der Hand abzufangen versucht hat, kann die Ursache durchaus ein Knochenbruch sein.

Sehr häufig kommt jedoch die Sehnenscheidenentzündung im Handgelenkbereich vor - sie entsteht oft durch chronische Überbelastungen wie beispielsweise durch zu viel Tippen auf der Tastatur, aber auch durch manche Sportarten wie Klettern, Tennis oder Rudern beziehungsweise durch ungewohnte Tätigkeiten wie Renovierungsarbeiten am und im Haus.

Auch vom Karpaltunnelsyndrom kann unser Handgelenk betroffen sein: Hier wird der mittlere Armnerv stimuliert, was sich durch ein Kribbeln in Daumen, Zeigefinger und Mittelfinger äußern kann, ähnlich dem Gefühl bei einem »eingeschlafenen« Körperteil. Nachdem die Greifbewegung der Hand gewissermaßen in der Schulter beginnt - die Schulter- und Armmuskulatur aber nicht ausreichend gekräftigt ist -, muss die Hand das kompensieren und mehr Kraft aufbringen, was zu einer Überlastung und gleichzeitig zu einer Engstelle für die Nerven im Handgelenk führen kann, wie das beispielsweise beim Karpaltunnelsyndrom der Fall ist. Mit entsprechenden Übungen kann im Frühstadium aber durchaus einer Operation vorgebeugt werden.

Also: Viel Spaß bei den folgenden beiden Übungen, die nicht nur präventiv gegen das Karpaltunnelsyndrom wirken!

HANDGELENK-CARS

- Stell dich hüftbreit oder setz dich aufrecht hin. Umfasse mit dem linken Arm deinen rechten Unterarm, und balle die rechte Hand zu einer Faust; das Handgelenk befindet sich auf 13 Uhr. ❶
- Kreise nun deine Faust größtmöglich im Uhrzeigersinn. ❷
- Wechsle dann die Richtung, und kreise dein Faust größtmöglich entgegen dem Uhrzeigersinn. ❸
- Wiederhole das Ganze auf der linken Seite.

GÄNGIGE FEHLER

Hier wird nicht selten geschummelt, was das Zeug hält – meistens allerdings eher unbewusst. Deshalb solltest du darauf achten, die Bewegung nicht aus dem Ellenbogen, sondern nur aus dem Handgelenk heraus zu machen. Stell dir einfach vor – oder vielleicht ist das sogar der Fall –, du würdest eine Uhr am Handgelenk tragen: Sie sollte bei der Übung immer nach oben zeigen und keinesfalls wild hin und her wackeln.

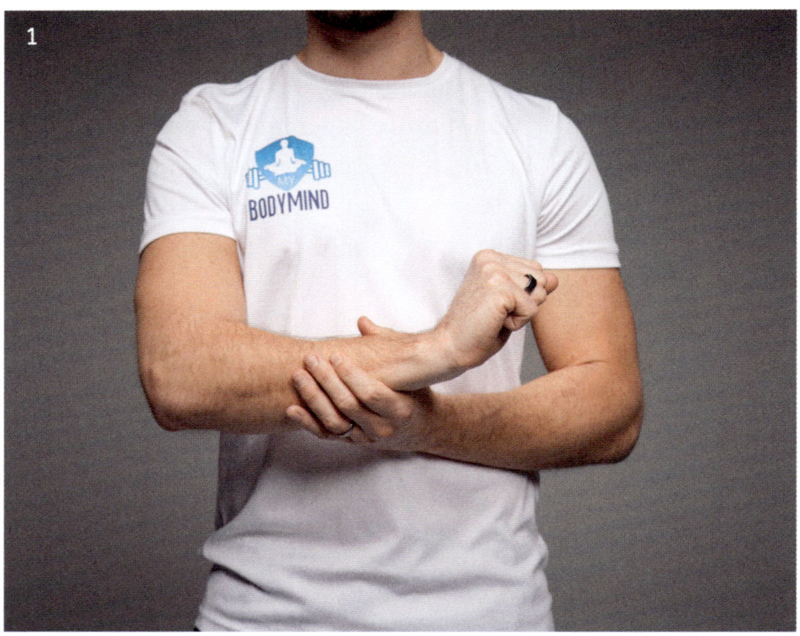

2

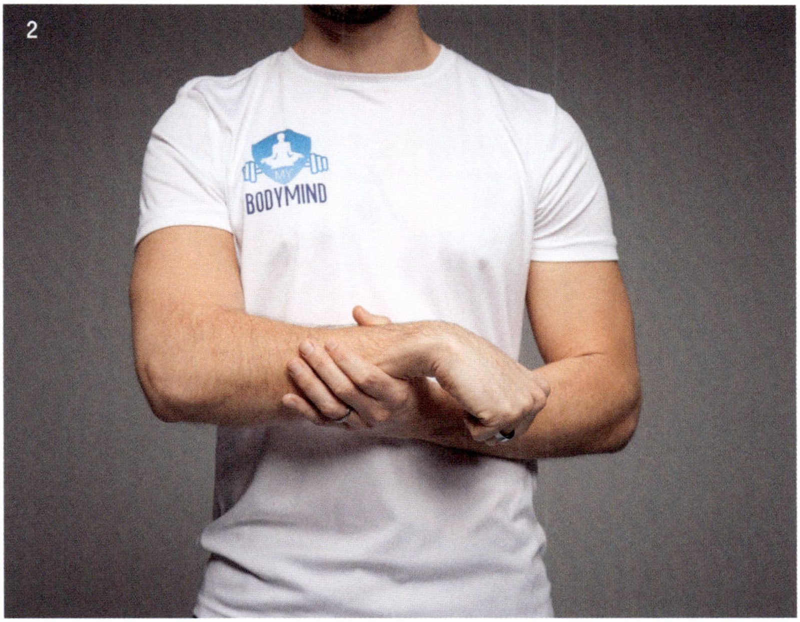

3

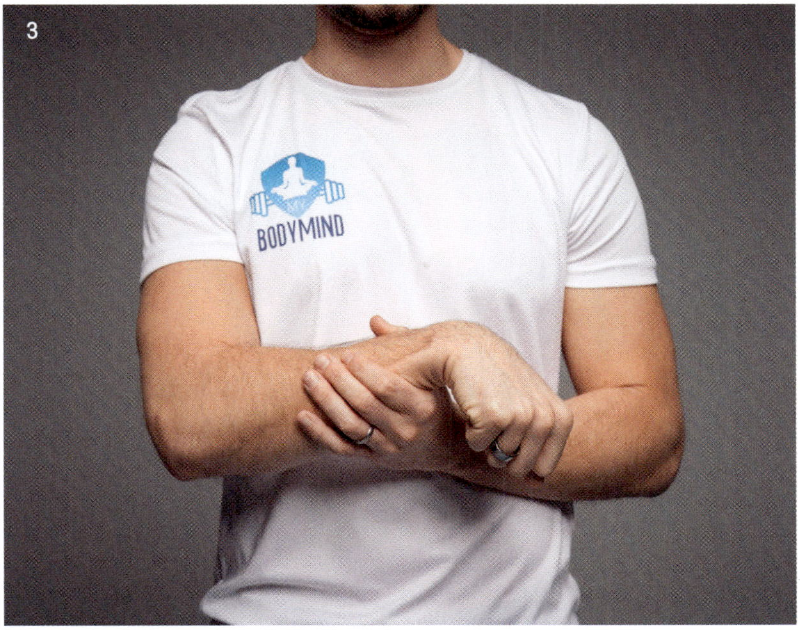

BAGGER

- Stell dich hüftbreit hin, und winkle deine Unterarme um 90 Grad an. Klapp die Hände nach oben, und streck deine Finger aus. ❹
- Bewege nun deine Hände nach unten. ❺
- Mach dort mit deinen Händen eine Greifbewegung, die in zwei Fäusten endet, ❻ und bewege so deine Hände wieder nach oben. ❼
- Öffne nun deine Fäuste, und wiederhole die Bewegung.

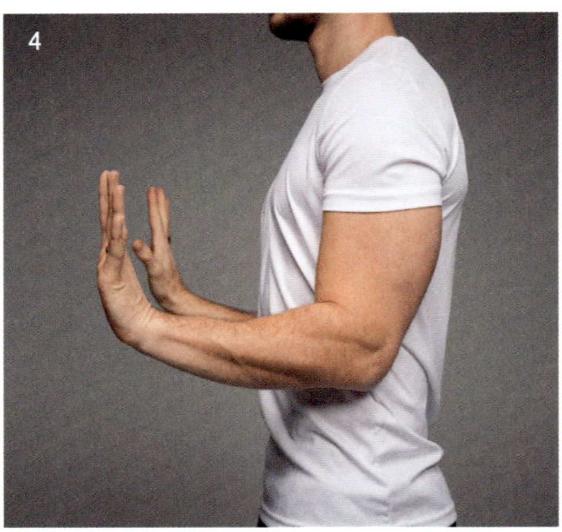

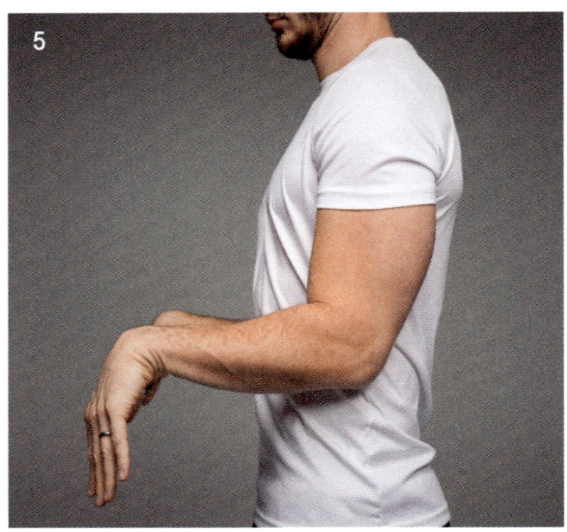

GUT ZU WISSEN
Der »Bagger« ist eine wunderbare Nervengleitübung fürs Handgelenk und kann durch regelmäßiges Üben unter anderem die Beschwerden beim Karpaltunnelsyndrom verbessern.

Übungen, um Schmerzen in den Handgelenken bei Drückbewegungen loszuwerden, findest du hier:

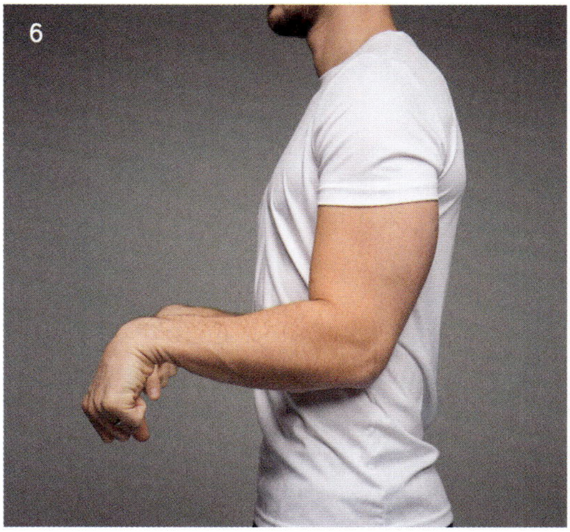

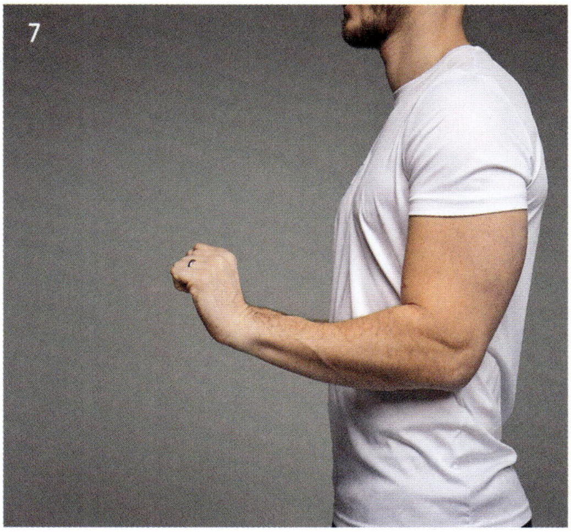

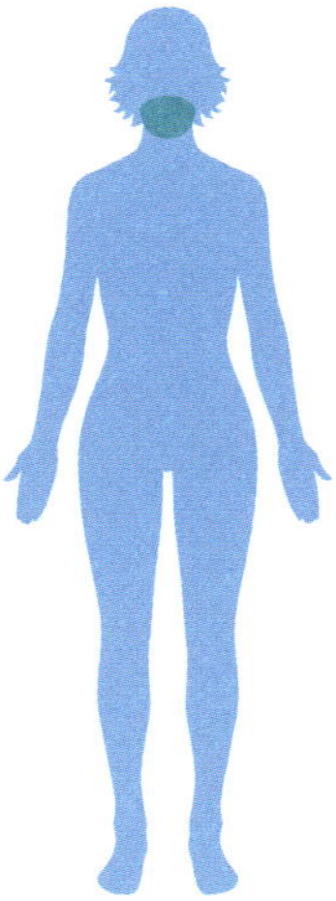

ZONE 12: DER KIEFER – EIN WICHTIGER STRESS-INDIKATOR

Ganze Romane könnte man über dieses bedeutsame Gelenk schreiben - und dennoch haben wir im Anschluss nur eine Kieferübung für euch. Warum bloß? Das ist schnell erklärt: weil die Ursache für Kieferverspannungen in der Regel nicht darin liegt, dass der Kiefermuskel zu wenig bewegt wird - gegessen und geplaudert wird ja meistens ausreichend -, sondern Kieferbeschwerden häufig mit anderen starken Stresssymptomen einhergehen.

Ein altbekanntes Problem anscheinend, denn in die deutsche Sprache hat die Thematik schon lange Eingang gefunden, dort assoziiert man Stress gern mal mit dem Kiefer: Da zerkaut man Dinge, beißt auf Granit und hat sich in etwas verbissen. Kein Wunder also, dass etwa 20 Prozent der deutschen Bevölkerung nachts mit den Zähnen knirschen und damit bereits im Alter von zwanzig bis dreißig Jahren beginnen.[39]

Das Zähneknirschen und Kieferpressen, der sogenannte Bruxismus, diente entwicklungsgeschichtlich unter anderem dem körperlichen Stressabbau, was in unserer selbstoptimierten Welt dazu geführt hat, dass 2021 von den gesetzlichen Krankenkassen insgesamt 2,15 Millionen Aufbiss- oder Knirschschienen gezahlt wurden - 2018 waren es noch 1,8 Millionen.[40] Wie kann das sein?

Leider wird die Kiefermuskulatur durch Fehlbelastungen wie etwa besagtes Zähneknirschen, aber auch aufgrund eines Fehlbisses oder Haltungsschäden wie beispielsweise den Rundrücken mit einer Kopfvorhalte überbelastet, wodurch es wiederum zu einer Fehlbelastung des Kiefergelenks kommen kann. Auch eine sehr ausgeprägte Mundatmung kann entgegen der von uns bevorzugten Nasenatmung schon im Kindesalter zu unschönen Verformungen der Kieferpartie führen. Während die Muskulatur darauf mit Verspannungen reagiert, die wiederum zu Kopf- oder Gesichtsschmerzen führen können, antwortet das Kiefergelenk oft mit schmerzhaften Bewegungseinschränkungen.

Diese Funktionsstörungen des Kauapparats - also der eben beschriebenen Probleme des Kiefergelenks und/oder der Kaumuskulatur - bezeichnet man als »craniomandibuläre Dysfunktion« (CMD).

Bevor es jetzt weiter ans Eingemachte geht, widmen wir uns kurz dem Aufbau des Kiefergelenks, das zu einem der kompliziertesten Gelenke unseres Körpers gehört. Es sei nur so viel gesagt: Es klappt beim Sprechen oder Essen nach unten und oben, es gleitet vor und zurück und rotiert zu beiden Seiten. Dabei wird es von einem differenzierten System aus Knochen, Muskulatur und Sehnen unterstützt. Und die Kaumuskulatur gehört zu den kräftigsten Muskeln unseres Körpers!

Wie begegnet man einer CMD nun aber gewinnbringend? Denn die Zusammenhänge zwischen einer Funktionsstörung des Kauapparates sowie Kopf- und Gesichtsschmerzen sind mittlerweile sogar wissenschaftlich belegt. Darüber hinaus kann die CMD auch für Schwindel, Nacken-, Schulter-, Rücken- und Ohrenschmerzen sowie Ohrgeräusche (Tinnitus) verantwortlich sein - um nur ein paar weitere Symptome aufzuzählen.

Am besten behandelt man hier ganzheitlich, denn oft betrifft die CMD unterschiedliche medizinische Fachbereiche: angefangen bei der Zahnheilkunde und Kieferorthopädie über die Mund-Kiefer-Gesichtschirurgie bis hin zur Physio- und Psychotherapie. Im besten Fall arbeiten Ärzte und Therapeuten dabei zusammen, womit wir wieder beim biopsychosozialen Modell angelangt wären, dessen ausgesprochene Fans wir sind und auf

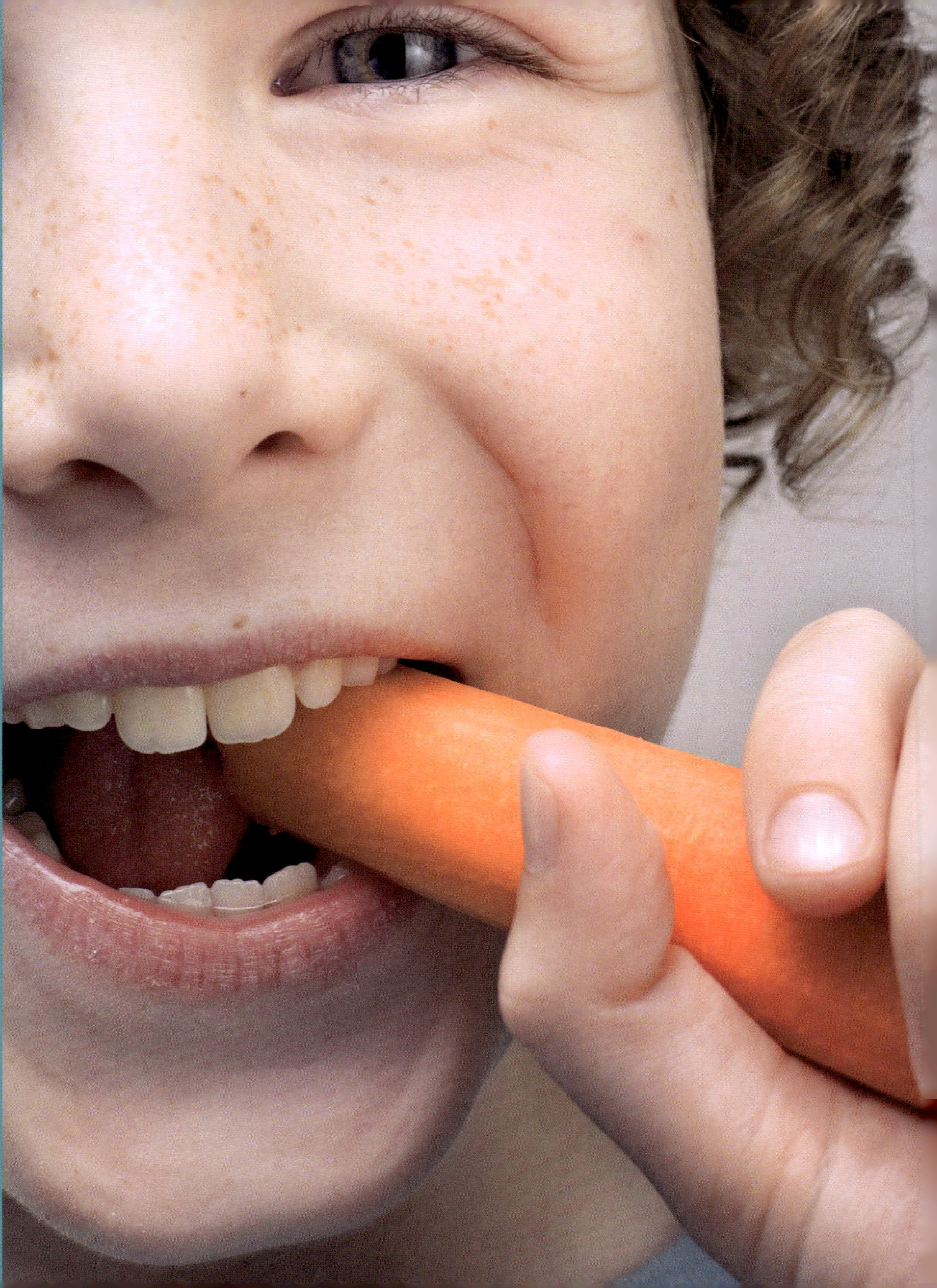

das wir bereits im Abschnitt »Der Mensch als Einheit: Das biopsychosoziale Modell« (siehe Seite 40) eingegangen sind.

Der Hauptbehandlungsansatz einer CMD kann sowohl bei der Beseitigung von Zahnfehlstellungen, unterschiedlichen Bisshöhen, einer »falschen« Körperhaltung als auch bei der Stressbewältigung liegen. Als besonders wirksam hat sich dabei eine Therapie mit Vibrationen erwiesen. Dafür gibt es bestimmte Schallwellengeräte, aber selbst zu summen kann schon einiges bewirken. Vor unseren Übungen kann man beispielsweise für zehn Atemzüge bei der langen Ausatmung summen, um die Muskulatur zu lockern.

Teilweise liegt die Ursache aber auch in einer zu wenig fordernden Bewegung, sprich: Wir kauen häufig nicht mehr genug harte Brotrinden, Knochen, knackfrische Möhren und so weiter, denn all das wäre ein super Training für den Kiefer. Ganz nebenbei hält es auch noch das Gesicht jung: Eine gut tonisierte Muskulatur verleiht unserem Antlitz eine gewisse Festigkeit. Menschen, die zum Beispiel ihre Zähne verlieren oder einen Zahnersatz tragen, der festes Kauen unmöglich macht, altern durch den Verlust ihrer Muskulatur sichtlich. Kieferübungen sind also ein richtiges Anti-Aging-Mittel. Na also, wer sagt's denn!

UNTERKIEFERKREISEN

- Stell dich hüftbreit oder setz dich aufrecht hin, und lass deine Arme locker neben dir hängen. Klapp nun deinen Unterkiefer nach unten, und schieb ihn nach links. ❶
- Bewege nun deinen Unterkiefer von dort aus nach links oben, ❷ und schieb ihn dort nach rechts. ❸
- Klapp nun deinen Unterkiefer nach rechts unten, ❹ und schieb ihn von dort aus wieder nach rechts oben. ❺
- Kreise deinen Unterkiefer so ein paarmal.
- Wechsle dann die Richtung, und kreise deinen Unterkiefer entgegen dem Uhrzeigersinn.

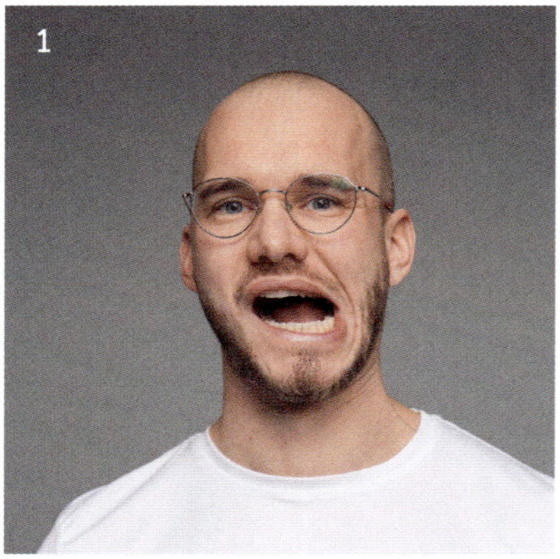

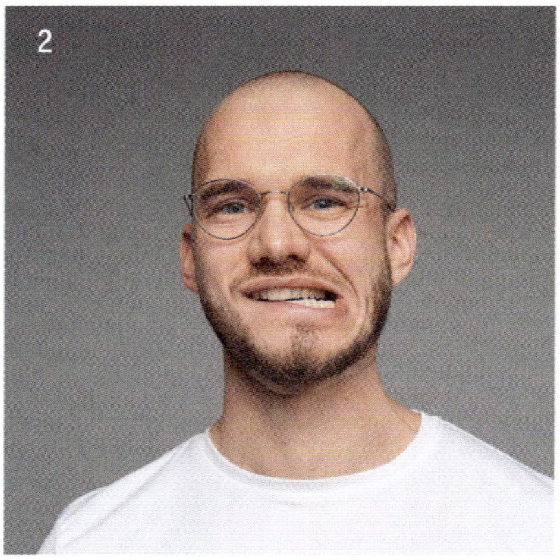

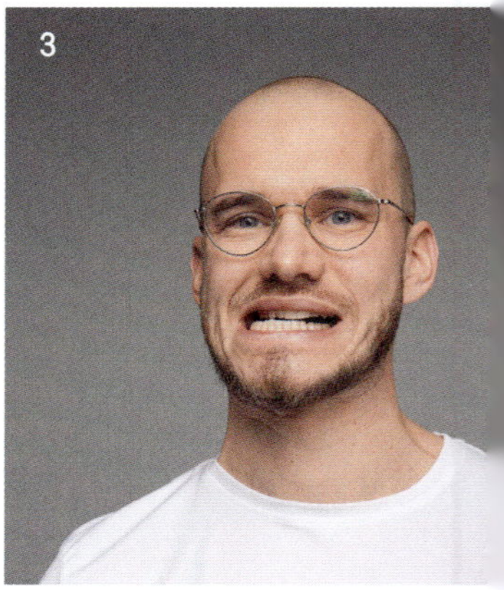

GUT ZU WISSEN

Wir wiederholen uns nur ungern, aber wie oben bereits beschrieben, sind Verspannungen in diesem Bereich oftmals auf ein zu hohes Stresslevel zurückzuführen, das vielfältige Ursachen haben kann. Von daher solltet ihr euch einfach auf die Suche danach machen. Gern auch mit unserer Hilfe.

Übungen, die Kieferverspannungen lindern, findest du hier:

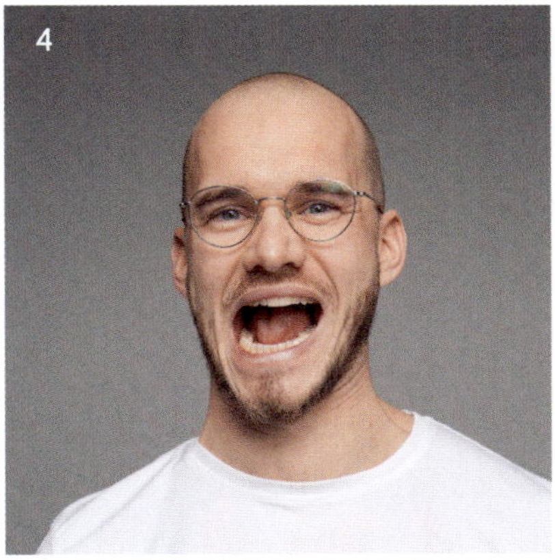

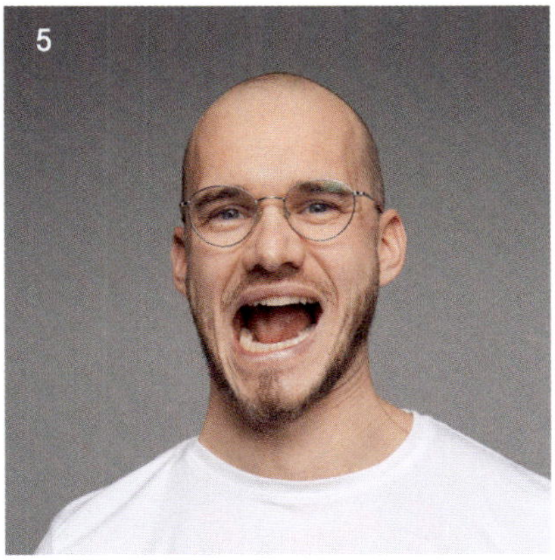

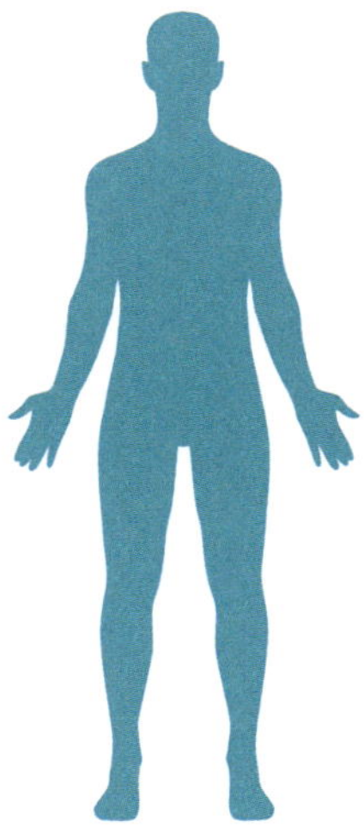

GESAMTE ZONE: DIE RÜCKSEITE – VON KOPF BIS FUSS VERBUNDEN

Wie wenig wir mit unserer Körperrückseite vertraut sind beziehungsweise welch distanziertes Verhältnis wir zu ihr haben, macht sich bereits im deutschen Sprachgebrauch bemerkbar. Da gibt es so unliebsame Redewendungen wie »Du kannst mir mal den Buckel runterrutschen«, »Dann kehre ich dir eben den Rücken zu« oder »Am liebsten sehe ich dich nur von hinten«.

Damit uns der Rücken freigehalten wird, sollten wir also unsere Körperrückseite etwas genauer unter die Lupe nehmen: Sie beginnt an der Fußsohle, erstreckt sich über die Ferse, Beinhinterseite, den Rücken, Hals bis über den Kopf und endet zwischen den Augenbrauen. Man bezeichnet diesen funktionellen Verbund von Muskeln, Muskelketten und Faszienzügen auch als »rückwärtige« oder »dorsale Kette« und »Faszienbahn«. Und so kann es durchaus sein, dass sich die Ursache für Spannungskopfschmerzen nicht - was naheliegend wäre - im Kopfbereich befindet, sondern anderswo in der rückwärtigen Kette.

Ein Beispiel: Ihr balanciert euer Körpergewicht sowohl beim Stehen als auch beim Gehen mehr auf den Vorderfüßen - übrigens ein gängiges Stressmuster, bei dem man »ständig auf dem Sprung ist« und »immer bereit« ist loszusprinten -, was zu ziemlich verspannten Waden führen kann. Dadurch verknappt sich wiederum an anderer Stelle in der rückwärtigen Kette der Bewegungsspielraum. Und weil Muskeln keine Schmerzrezeptoren, dafür aber Zug- und Druckrezeptoren besitzen, entsteht eine Spannung, die vom Gehirn schließlich mit dem Signal »Schmerz« belegt wird.

Grundsätzlich beobachten wir bei den allermeisten Menschen mit chronischen Schmerzen eine stärker aktivierte oder sogar überaktivierte Rückseite. Oft manifestiert sich das darin, dass sie nur schwer in eine Vorbeuge kommen und sich beispielsweise zu »inflexibel« für die Yogapraxis finden. Diese vermeintliche Inflexibilität verhindert bei einer vorbeugenden Bewegung aber, das Becken nach vorn kippen zu können – und um nach unten zu gelangen, müssen sie folglich die Wirbelsäule krümmen. Das wäre an sich keine Katastrophe, will man jedoch eine Last heben, schafft man mit der gekrümmten Wirbelsäule nicht, die Rückenstrecker zu aktivieren und so die Wirbelsäule zu schützen. Zusätzlich müssen die kleinen Muskeln an der Wirbelsäule mehr Arbeit leisten, als sie eigentlich sollten oder können. Das Ergebnis: Die Wirbelsäule ist unzureichend stabilisiert, und es entsteht zu viel Druck auf die Bandscheiben.

In der Folge kann es schon mal passieren, dass es einem plötzlich in den Rücken einschießt und man mit einem Hexenschuss – also einer starken Muskelverkrampfung – nicht mehr vom Boden hochkommt. Und das wünscht sich ja wohl niemand!

Ein Hexenschuss kann also auch ein Signal des Körpers dafür sein, dass es entweder an Kraft und/oder Beweglichkeit fehlt, aber die kann durchaus mit der folgenden Übung trainiert werden. Hierbei beschäftigen wir uns ganz gezielt mit unserer problematischsten Zone: der Beinrückseite.

»GOOD MORNING«

- Stell dich hüftbreit hin, und streck deine Beine durch. Der Rücken ist gerade ausgerichtet, und dein Kopf befindet sich in der Verlängerung der Wirbelsäule. ❶
- Zieh nun deinen Bauchnabel nach innen, und beuge deinen Oberkörper gestreckt nach unten, bis du dich in einem 90-Grad-Winkel befindest. ❷
- Zieh weiterhin deinen Bauchnabel nach innen, und beweg dich mit gestrecktem Oberkörper wieder nach oben; dein Kopf bleibt weiterhin in der Verlängerung der Wirbelsäule. ❸
- Wechsle diese beiden Positionen rhythmisch ab.

GÄNGIGE FEHLER

Diese Bewegung erfolgt ausschließlich aus der Beinrückseite – die Wirbelsäule bleibt dabei gerade. Um hier nicht zu schummeln, hilft es, sich einen Besenstiel mit einer Hand an den Rücken zu halten, der sowohl das Steißbein als auch die Brustwirbelsäule und den Hinterkopf berührt.

Eine Visualisierung kann dich dabei aber genauso unterstützen: Stell dir vor, deine beiden Sitzbeinhöcker wären zwei Scheinwerfer, welche die Wand hinter dir möglichst stark ausleuchten sollen. So förderst du die Bewegung aktiv und konzentrierst dich nicht nur darauf, den Oberkörper nach vorn und unten zu bewegen.

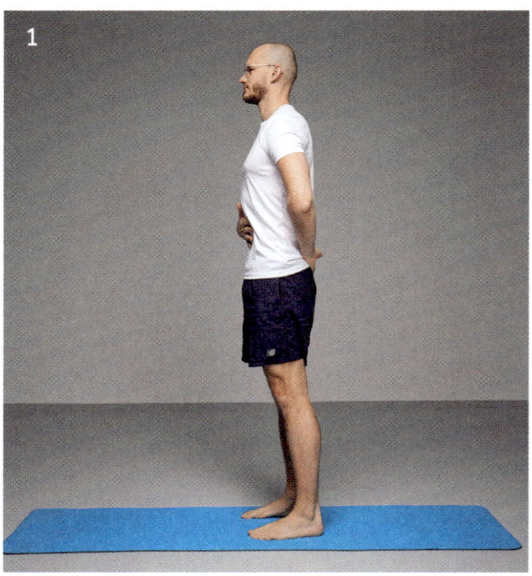

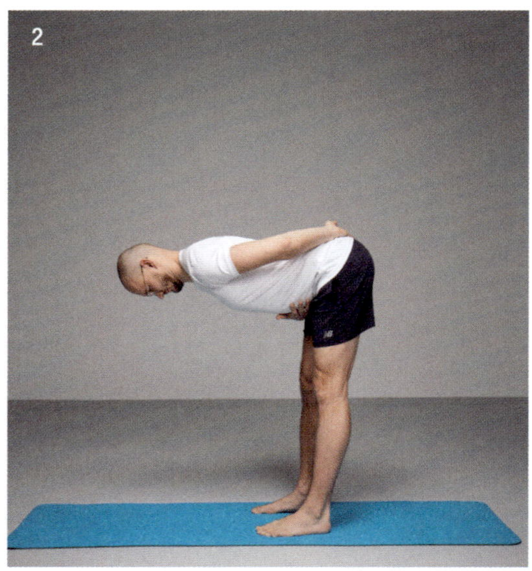

ERSTE HILFE

Falls du den Rücken nicht gleich in die Waagerechte bringen kannst, so tut das der Übung keinen Abbruch. Es geht hier nicht darum, besonders weit nach unten zu kommen, sondern – wie sagt man doch so schön – darum, was man auf dem Weg dorthin alles über sich selbst lernen kann.

Übrigens: Dass es in der Wade oder der Beinrückseite zieht, ist ganz normal und soll dich nur ermutigen, fleißig weiter zu üben.

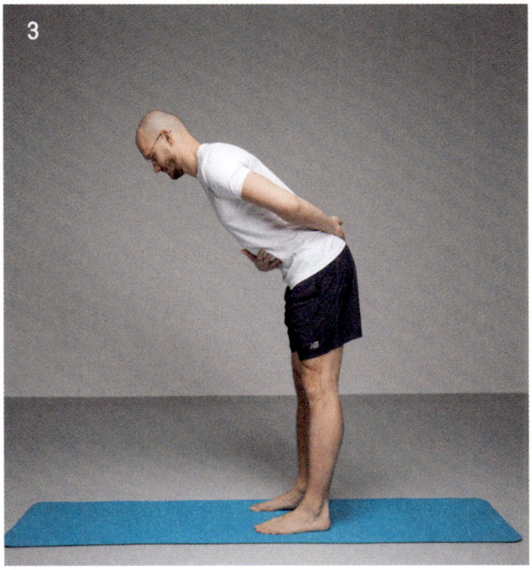

GUT ZU WISSEN

Mit »Good Morning« bringst du Länge in deine Beinrückseiten, damit eine Beckenkippung in der Vorbeuge künftig wieder möglich ist. So bekommst du nach einiger Zeit ganz normale Alltagsbewegungen – wie beispielsweise dich nach deinen Socken auf dem Boden zu bücken oder ein paar volle Flaschen hochzuheben – wieder mit geradem Rücken hin. In dem Moment, in dem du den Rücken gerade hältst, wird nämlich die »ischiokrurale« Muskulatur aka Hamstrings isoliert. Nach und nach entspannt sich so die Muskulatur und kann in jeder Position wieder Kraft ausüben.

Aber nicht nur das! Das Becken bewegt sich in der Folge beim Gehen optimal mit, und das Hocken fällt ebenfalls leichter. Gleichzeitig kräftigt diese Übung die tiefe Bauch- und Beckenbodenmuskulatur. Der reinste Mobility-Wahnsinn!

Eine genaue Anleitung zur Übung »Good Morning« und eine weitere Übung findest du hier:

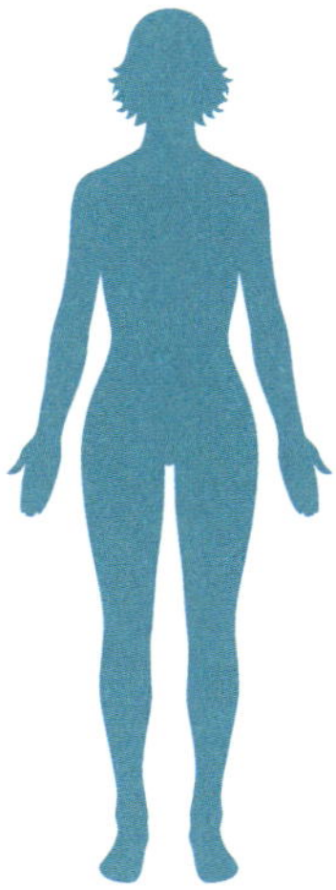

GESAMTE ZONE: DIE VORDERSEITE – REVERSE

»Spieglein, Spieglein an der Wand, wer ist die/der Schönste im ganzen Land?« So oder so ähnlich kommt es einem manchmal vor, wenn bei Instagram landauf, landab ästhetisch makellose Körper »ge(fotoshop)postet« werden. Die meisten haben sich dabei aber nur von vorn im Visier: Beispiel Sixpack. Das Interessante ist hier jedoch, dass sich der Muskeltonus automatisch bei Muskelgruppen erhöht, die sich im visuellen Fokus befinden. Deshalb posen beispielsweise auch Bodybuilder*innen zwischen ihren Sets vor dem Spiegel. Das tun sie also nicht unbedingt deshalb, weil sie sich so schön finden, sondern das Beobachten der einzelnen Muskeln beim Anspannen auch deren Tonus verstärkt – und damit die neuronale Ansteuerung verbessert und auch die Hypertrophie gefördert werden kann (Letztere ist die Vergrößerung des Gewebes durch die Vergrößerung einzelner Zellen).

Apropos: Da wäre es doch mal interessant zu wissen, was die Erfindung des Spiegels mit der Verteilung von Muskelspannungen in unserem Körper gemacht und welche Effekte dies auf unsere Biomechanik hat. Leider konnten wir dazu keine aussagekräftigen Forschungsergebnisse ausfindig machen. Was aber auf alle Fälle nachgewiesen wurde, ist, dass unsere Vorderseite per se mehr unter Spannung steht – eben ganz einfach, weil wir sie sehen können. Sitzen wir dann den Großteil des Tages auch noch in einer nach vorn gekrümmten Position, wie etwa vor unserem Computer, verstärkt sich die Spannung zusätzlich. Noch dazu strecken wir uns dabei viel zu selten, geschweige denn, dass wir unsere Vorderseite durch bewusste Bewegungen öffnen.

Da kann es dann schon mal passieren, dass wir beim Dehnen – zum Beispiel wenn wir in einem tiefen Ausfallschritt unsere Leisten ansprechen – schnell an unsere Grenzen kommen. Das liegt allerdings nicht nur daran, dass sich unsere Muskeln verkürzt haben, nein, das hängt auch damit zusammen, dass diese Bewegung nicht durch einen aktiven Bewegungsradius muskulär abgesichert ist. Was heißt: Um »Länge« in meine Vorderseite zu bringen, muss meine Rückseite das gewährleisten können.

Um eine gute Hüftbeweglichkeit in der Streckung – wie etwa bei besagtem Ausfallschritt – zu bekommen, braucht es unter anderem eine starke Gesäßmuskulatur. Vor allem in der Praxis zeigen sich häufig sehr verkümmerte Hüftbeuger, die vom vielen Sitzen überhaupt keinerlei Streckung mehr gewohnt sind. Und gerade weil diese Muskeln im Alltag nur noch selten beansprucht werden, ist die Ansteuerung anfangs oft nicht optimal. Was wiederum dazu führt, dass wir beim Gehen kleinere Schritte machen müssen, da der Bewegungsradius in dieser Richtung, also nach vorn, eingeschränkt ist. Sind wir dann aber gefordert, mit großen Schritten zu gehen, kann die Hüfte den Bewegungsradius so urplötzlich nicht vergrößern – das Becken kippt folglich bei jedem Schritt nach vorn, nur damit das jeweilige Bein weiter nach hinten schwingen kann.

Die Konsequenz: Die Muskulatur des unteren Rückens und die der Lendenwirbelsäule werden stärker beansprucht, was dazu führen kann, dass die Rippen nach vorn ausweichen und die Atmung in das Zwerchfell und den Bauch eingeschränkt wird. Eine vermehrte Atmung in den oberen Brustkorb signalisiert unserem Körper aber immer auch Stress. Und so führt uns diese kausale Kette sehr gut vor Augen, wie sich biomechanische Bewegungseinschränkungen in physiologische Tatsachen verwandeln können. Beweglichkeit ist für das Stressmanagement daher genauso essenziell wie für die Physis – und Mobility-Übungen sind dafür geeigneter als alles andere.

Übrigens: Wie das gerade eben so schön deutlich werden sollte, zieht natürlich auch eine Fehl- oder Falschbelastung an einer

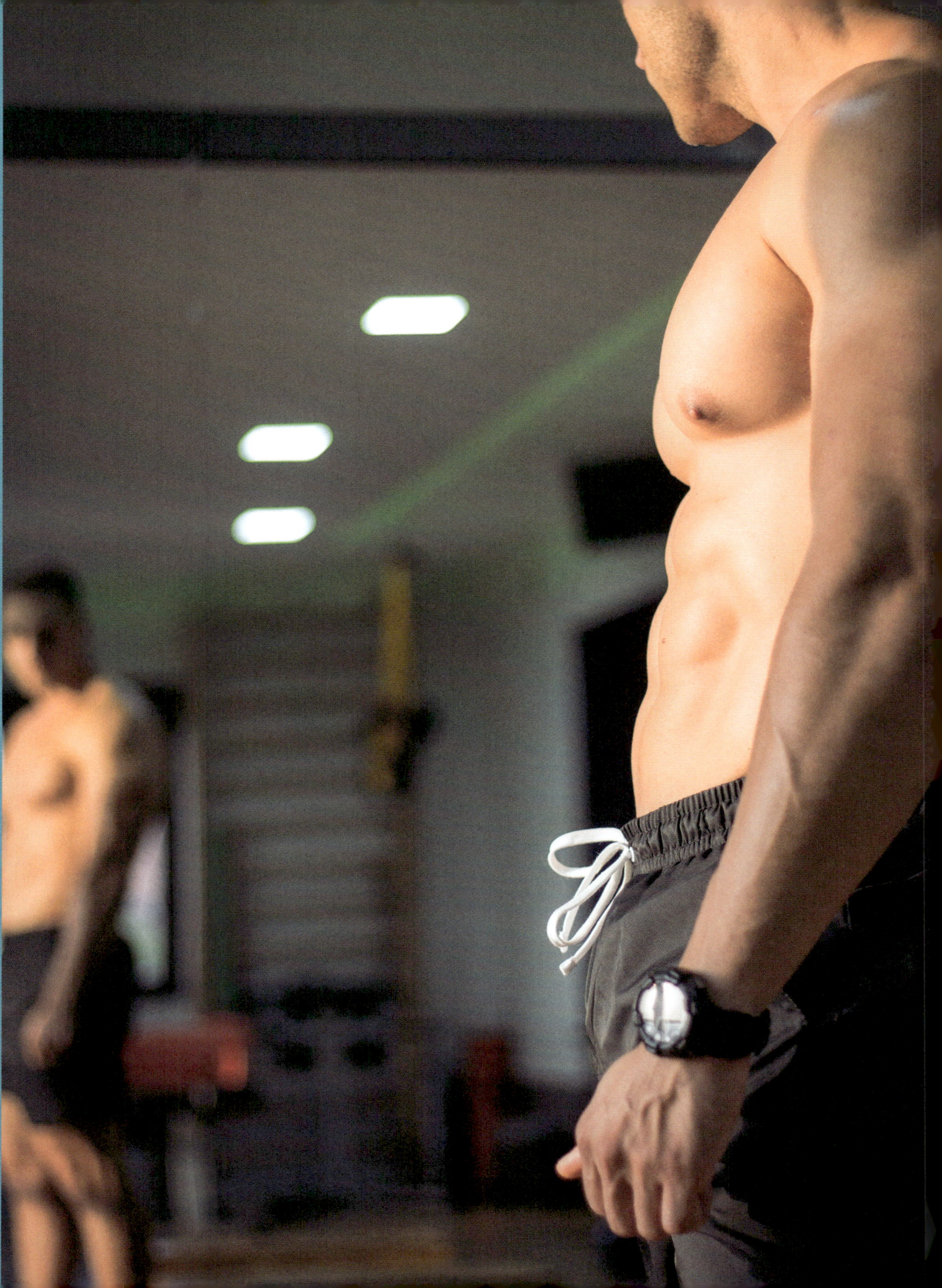

Stelle der Körpervorderseite - die sich von den Zehen bis hin zum Schlüsselbein erstreckt und dort seitlich über den Hals bis zum Hinterkopf wandert - eine Verspannung beziehungsweise Folgeschmerzen an anderer Stelle nach sich. Man bezeichnet den funktionellen Verbund von Muskeln, Muskelketten und Faszienzügen auf der Körpervorderseite übrigens als »vordere Kette« oder auch als »ventrale Muskelkette und Faszienbahn«.

LIEGENDE HÜFTSTRECKUNG

- Leg dich auf den Bauch, und richte deinen Oberkörper auf. Stell dazu deine Arme im 90-Grad-Winkel neben dir auf. Streck dein rechtes Bein aus, und winkle dein linkes Bein im 90-Grad-Winkel an; es sollte geflext sein (zur Erinnerung: (Füße flexen: Fußzehen in Richtung Gesicht ziehen und die Ferse »wegschieben«). ❶
- Verankere nun deine Beckenschaufeln am Boden, und heb dein angewinkeltes linkes Bein etwas an. ❷
- Bewege nun dein linkes Bein wieder zurück zur Matte; deine Beckenschaufeln sollten während der ganzen Übung auf der Matte aufliegen. ❸
- Wechsle diese Positionen rhythmisch ab.
- Wiederhole das Ganze auf der rechten Seite.

ERSTE HILFE

Falls du bei dieser Übung deinen Gesäßmuskel nicht spüren kannst, versuche ihn dennoch weiterhin intensiv anzuspannen. Merkst du trotz allem nichts, kannst du eine Hand auf die arbeitende Gesäßhälfte legen, um deinem Gehirn auf die Sprünge zu helfen. Auch ein leichtes Klopfen mit der Hand hilft, den Muskel besser ansteuern zu können. Wiederhole die »liegende Hüftstreckung« gern so oft, bis deine Pobacke ein bisschen brennt.

Eine weitere Übung für Fortgeschrittene, nämlich die »Yogabrücke«, findest du hier (die Übungen zur Vorbereitung dazu sind aber wunderbar für Anfänger geeignet):

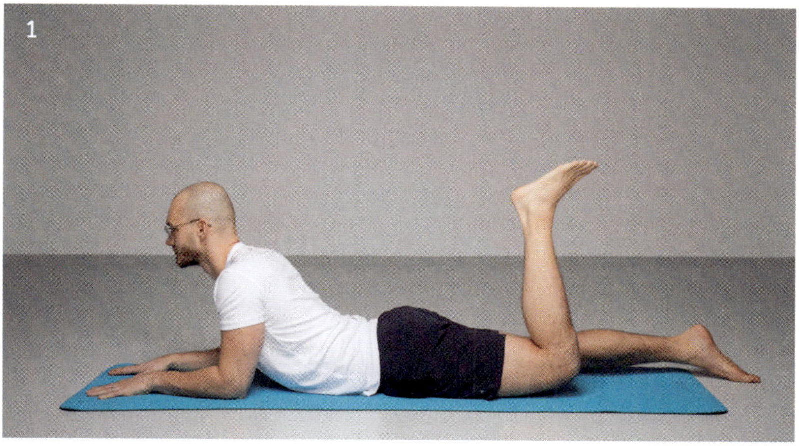
1

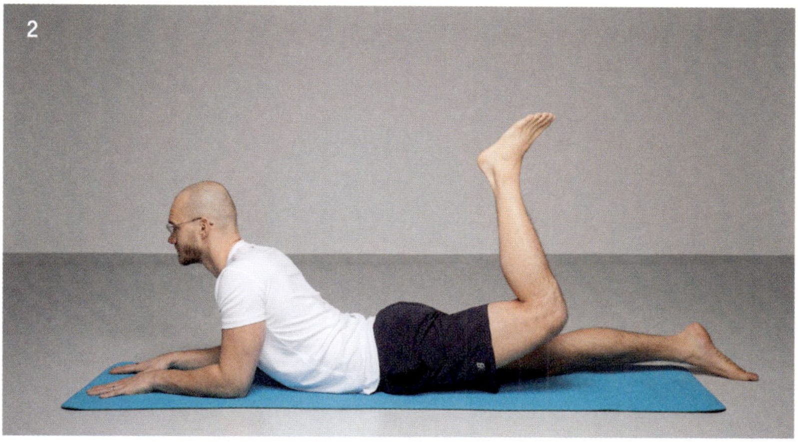
2

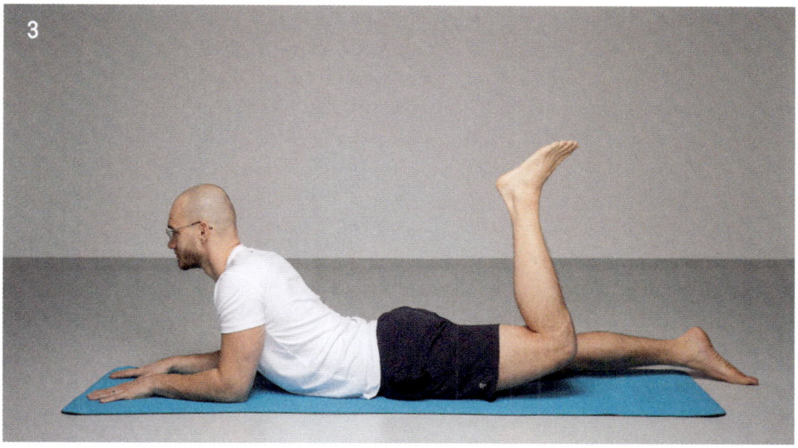
3

KOMPAKTPROGRAMME: SO KOMMST DU GESCHMEIDIG DURCH DEN ALLTAG

Damit du auch weiterhin mobil bleibst und Bewegung zugleich ein Stück deines Alltags wird, haben wir dir hier kurze und praktische Rundumprogramme für verschiedene Situationen zusammengestellt. Denn: *Motion is lotion!*

DAS OFFICEPAKET FÜR ZWISCHENDURCH

Bei diesem kurzen, aber effizienten Work-out ist es natürlich von Vorteil, wenn du es unauffällig in deinem Büro in Businesskleidung ausführen kannst. Deshalb haben wir hier sechs Übungen ausgesucht, die du wunderbar beim Telefonieren, während der Erstellung deiner PowerPoint-Präsentationen oder des Befüllens von Excel-Tabellen machen kannst:

1. Seitliches »Abknicken« der Sprunggelenke

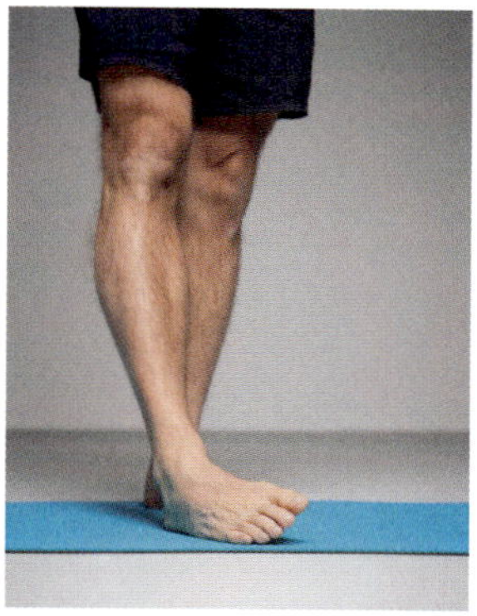

2. Stehender Kniekreisel

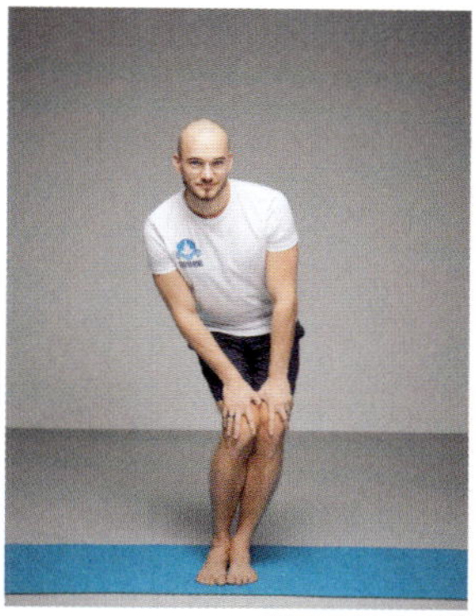

3. Hüftkreisel

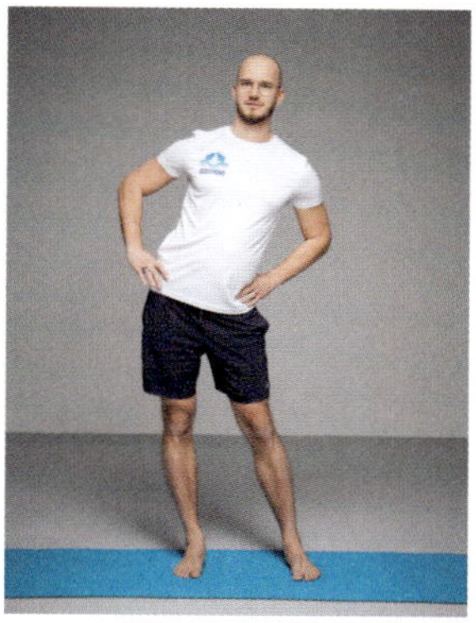

4. BWS-Beugung

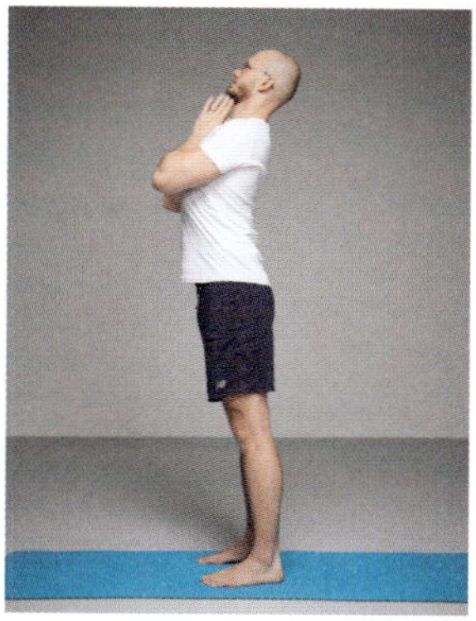

5. HWS: Ja-/Nein-/Vielleicht-Bewegung im Stehen

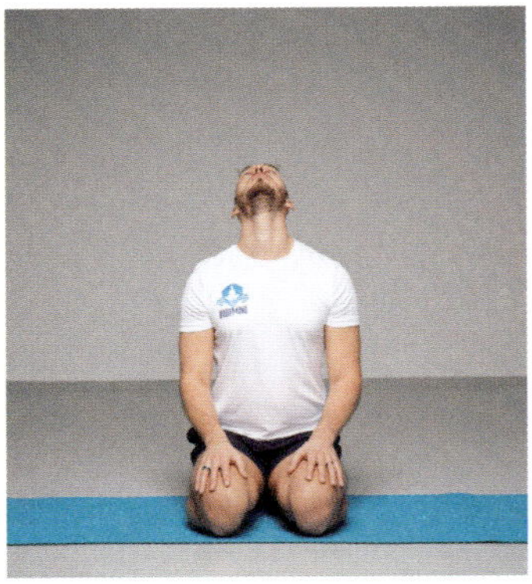

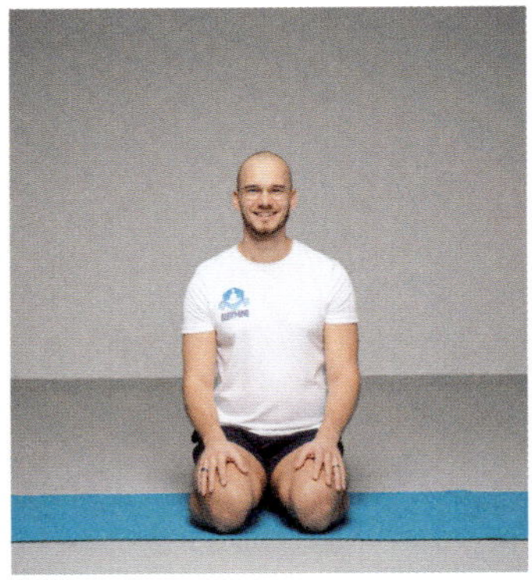

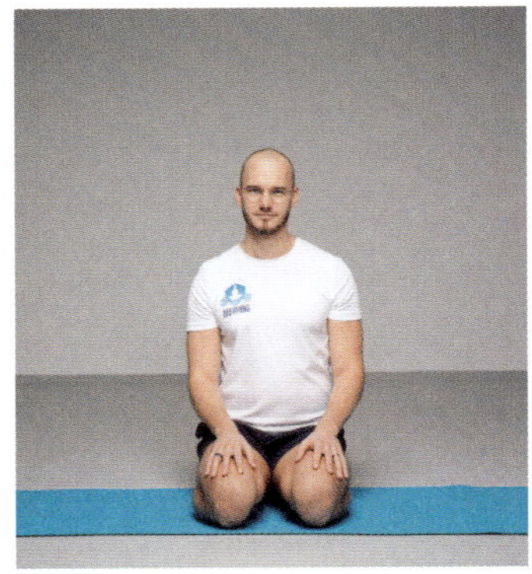

6. Handgelenk-CARs

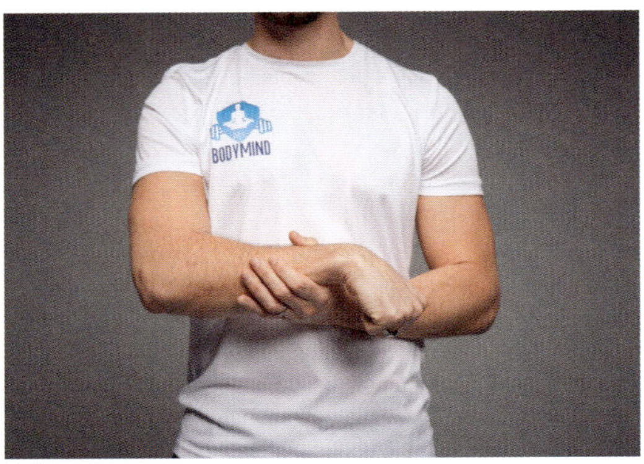

RÜCKEN- UND NACKENSCHMERZEN: DAS SPEZIALPROGRAMM FÜR COMPUTERGEPLAGTE

Machen wir uns nichts vor: Rücken- und Nackenschmerzen sind eng verknüpft mit unserem Stresslevel. Und nachdem Bewegung Stress abbaut, uns von unseren Sorgen ablenkt und die Körperwahrnehmung (Propriozeption) verbessert – sodass wir uns bewusster zu bewegen lernen –, gibt es wohl nichts Besseres. Bei chronischen Schmerzen werden ein paar Minuten aber voraussichtlich keine Abhilfe schaffen, da sie immer multidimensional zu betrachten und ganzheitlich zu verstehen sind. Falls du aber einfach nur von einem anstrengenden Arbeitstag oder schlechtem Schlaf verspannt bist, kannst du diese Regionen gut verwöhnen. Da ist es auch durchaus sinnvoll, die vordere und hintere fasziale Kette mit einzubeziehen.

1. Liegende Hüftstreckung

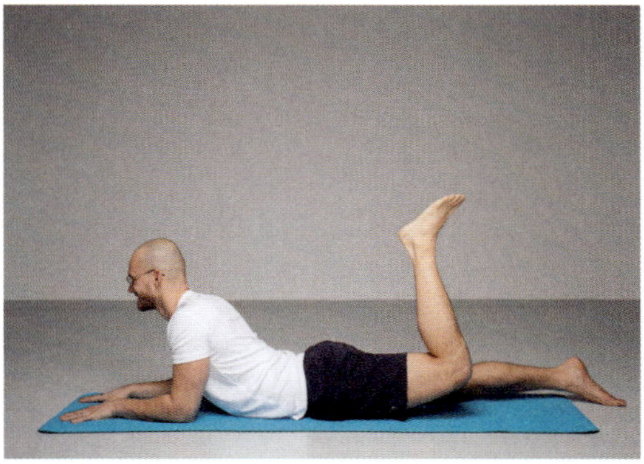

2. »Good Morning«

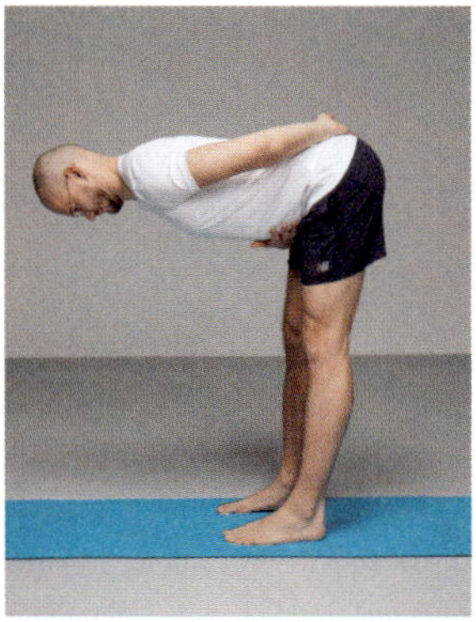

3. Hüftkippung im Fersensitz

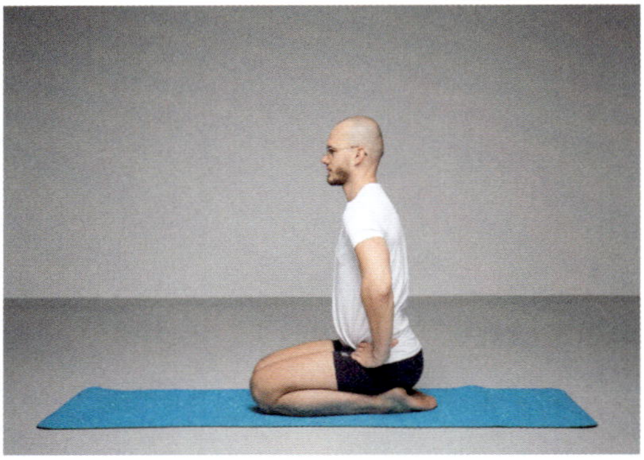

4. BWS-Beugung

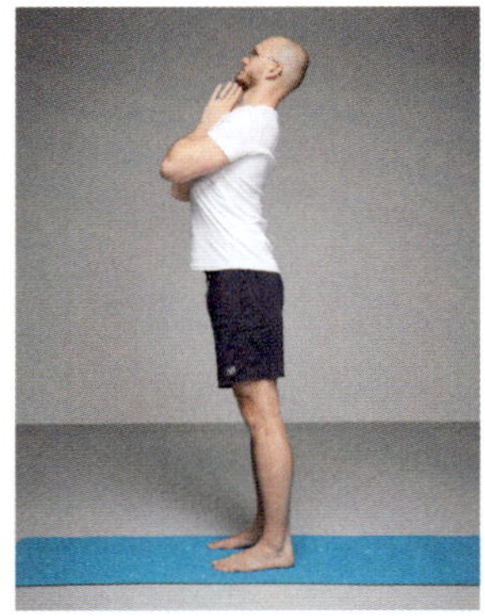

5. HWS: Ja-/Nein-/Vielleicht-Bewegung im Stehen

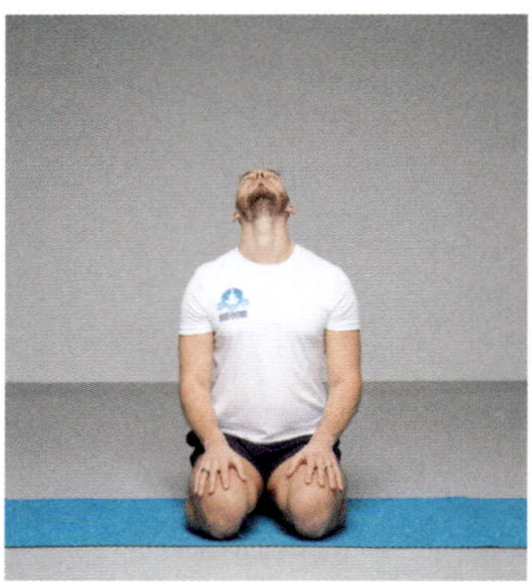

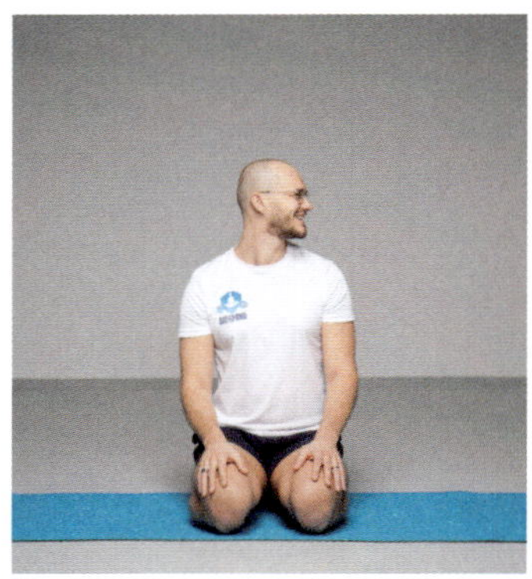

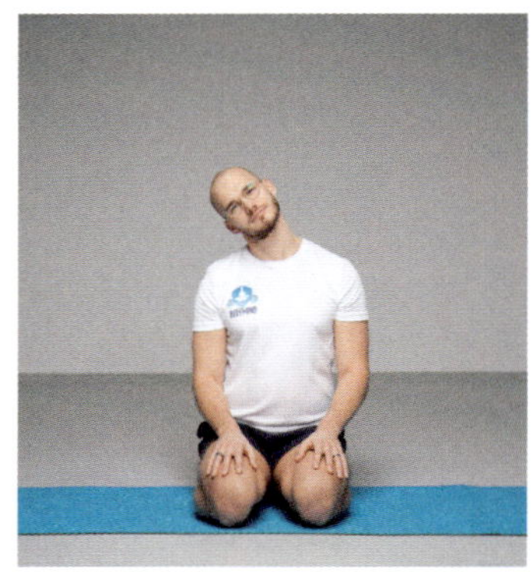

6. Schulterblatt-CARs

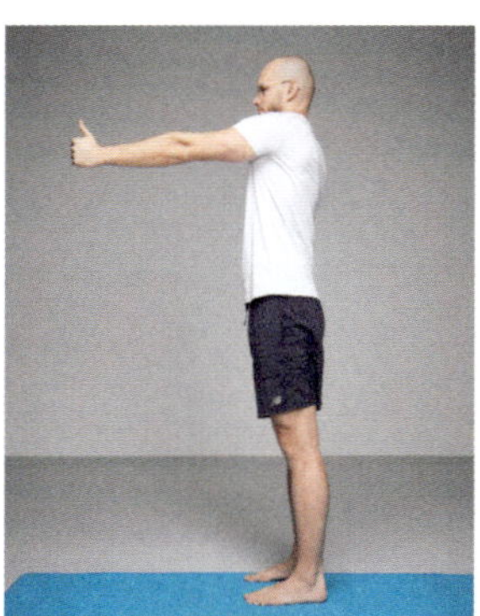

AKTIVIERENDE MORGENROUTINE: ZUM GÄHNEN EINFACH

Morgens steigt natürlicherweise unser Cortisolspiegel an – das ist nämlich unser Aufwachsignal –, der dann für einen höheren Blutzucker sorgt, den wiederum die Muskeln verwenden können. Untersuchungen haben außerdem gezeigt, dass ein Cortisol-Peak am Morgen zu einer geringeren Cortisolbildung tagsüber führt. Was für uns von Vorteil ist, da Cortisol uns zwar super bei akutem Stress unterstützt, sich aber insgesamt – wenn es chronisch erhöht ist – negativ auf den Stoffwechsel auswirkt und eine Gewichtszunahme oder die Entwicklung einer Insulinresistenz begünstigen kann.

Wenn wir uns morgens also ein bisschen mit Bewegung »reinstressen«, wirken wir nicht nur positiv auf unsere Mobility ein, sondern auch auf unser Stressmanagement. Gleichzeitig bereiten wir unsere biologische Uhr auf den Start in den Tag vor.

Muss es mal ganz schnell gehen, könnt ihr euch auch auf gehirnaktivierende und die großen Körperzonen konzentrieren.

1. Zehenspiel – der Weckruf fürs Gehirn

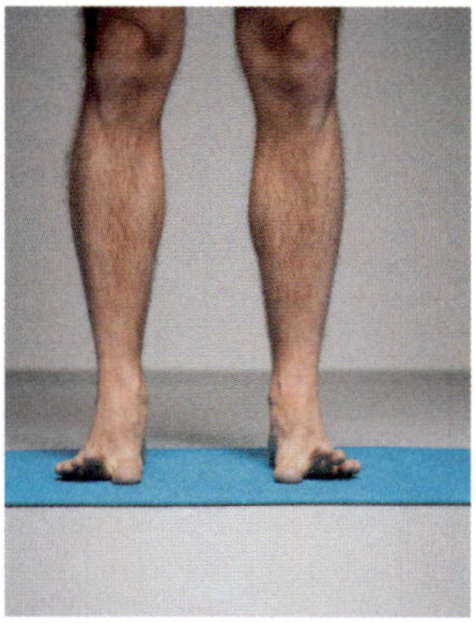

2. Liegende Hüftstreckung

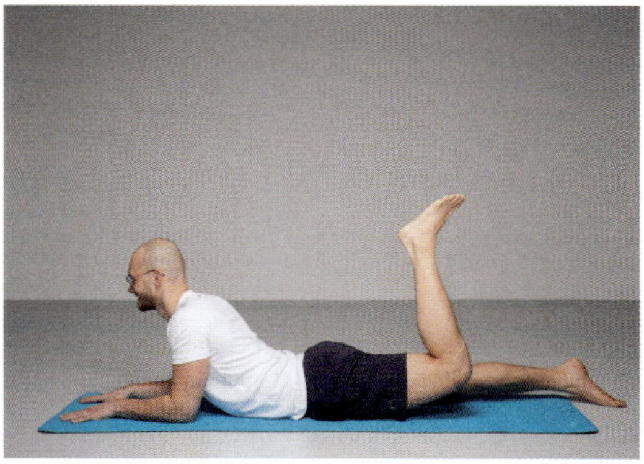

3. »Good Morning«

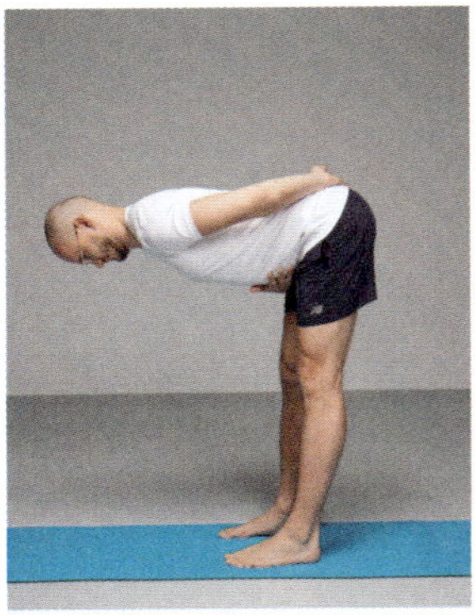

4. Bärensitz

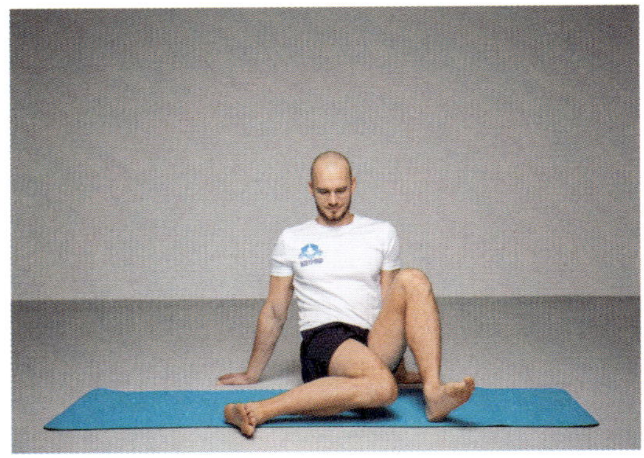

5. Vierfüßler-Ansteuerung LWS

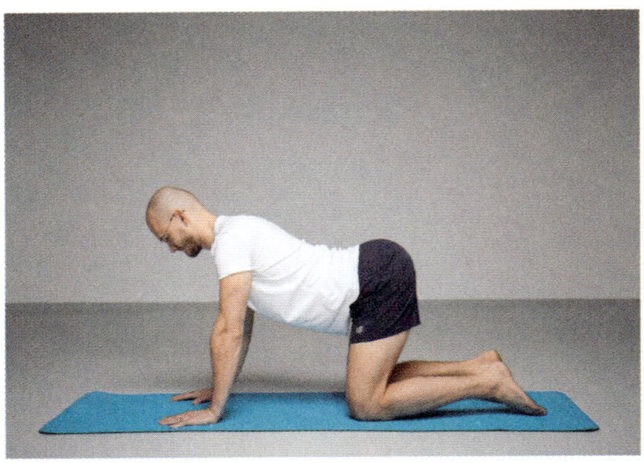

6. BWS-Rotation

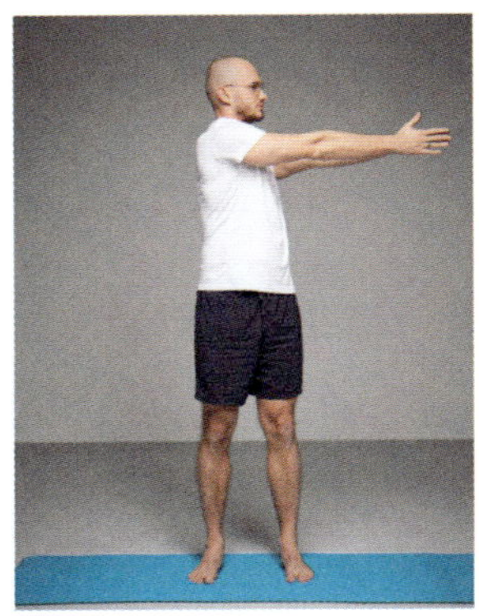

7. Schulter-CARs

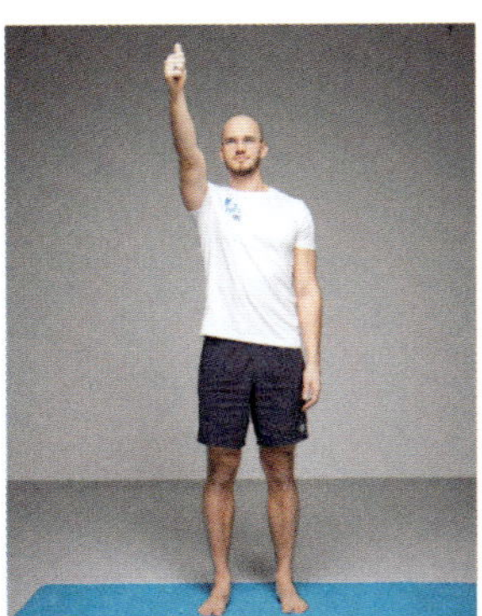

8. Hängen

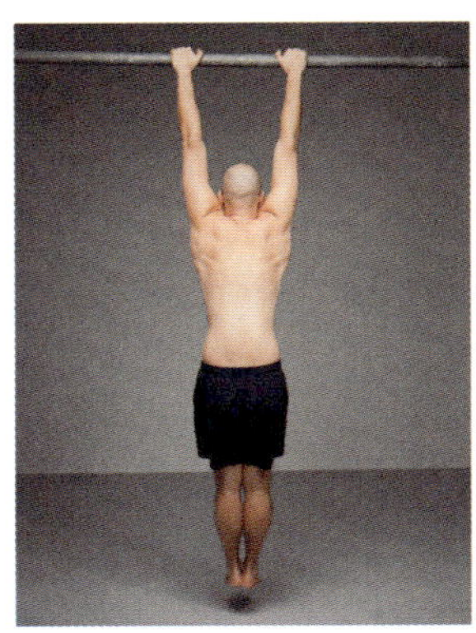

ENTSPANNENDE ABENDROUTINE: DAS BETTHUPFERL

Motion is lotion – vor allem, wenn du morgens eher steif aus den Federn kommst, darfst du abends dein myofasziales Gewebe gern ein bisschen schmieren. Durch leichte Bewegungen reiben nämlich die Gewebeschichten aufeinander und ziehen Flüssigkeit an: So ordnen sich die Kollagenfasern wieder in Bewegungsrichtung um die Muskelfasern an und schaffen mehr Elastizität, Entzündungsstoffe werden aus dem Gewebe gespült, und Verspannungen wird vorgebeugt.

Dennoch: Abends möchte dein Körper zur Ruhe kommen, und übermäßige Bewegungen können unsere Tiefschlaf- und REM-Schlafphasen stören und die Melatoninproduktion hemmen (REM: engl. *rapid eye movements,* schnelle Augenbewegungen; das ist eine Schlafphase, in der wir zum Beispiel lebhafte Träume haben). Wir heizen auf, statt abzukühlen, was für einen erholsamen Schlaf enorm bedeutsam wäre. Daher fokussieren wir uns in dieser Übungseinheit auf sanfte Bewegungen im Sitzen oder Liegen – gern auch auf dem Teppich zu Hause im Wohnzimmer.

Ach ja: Selbst wenn wir immer davon abraten, sich abends nervenaufreibende Serien anzuschauen oder sich in den Abendstunden mit künstlichem Blaulicht von Computer, Tablet oder Smartphone wachzuhalten, könnten diese Übungen auch ausgeführt werden, während du in die Röhre guckst. Wir wissen ja alle: *Nobody is perfect!*

1. Fersensitzvarianten

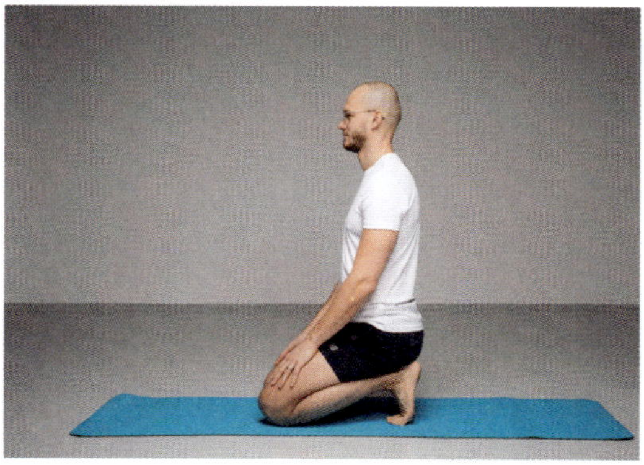

2. Liegender Kniekreisel

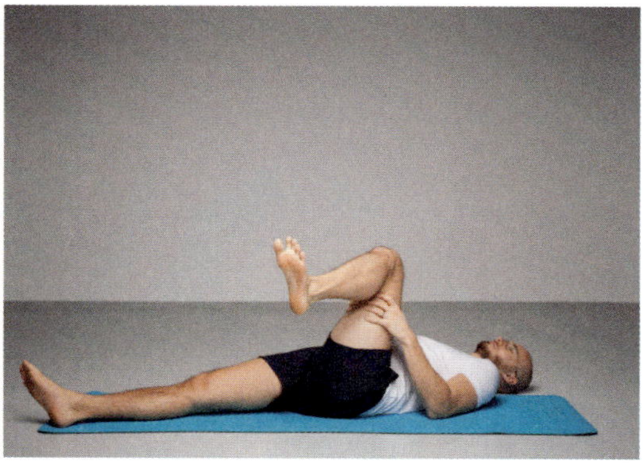

3. Bärensitz

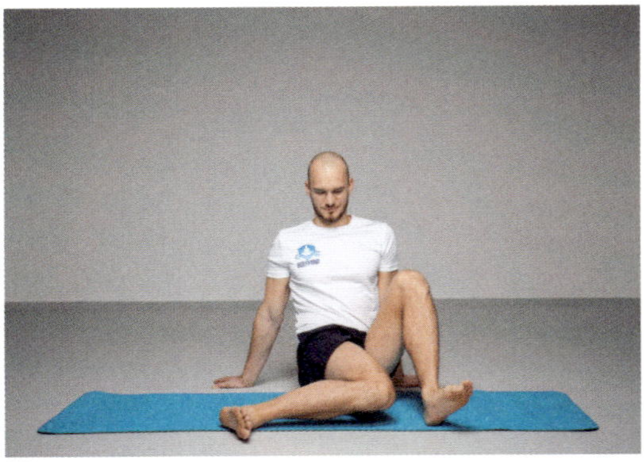

4. Hüftkippung im Fersensitz

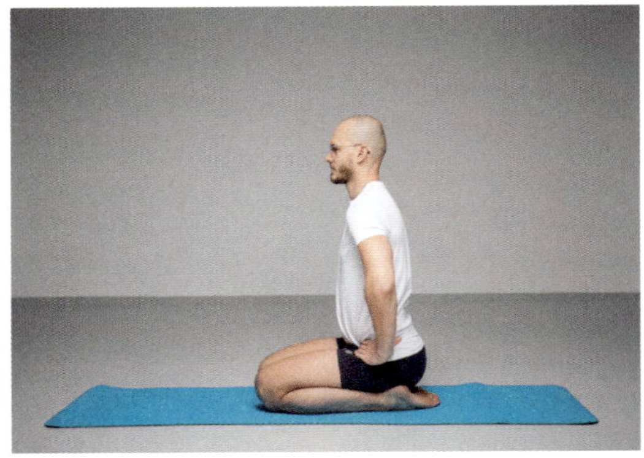

5. HWS: Ja-/Nein-/Vielleicht-Bewegung

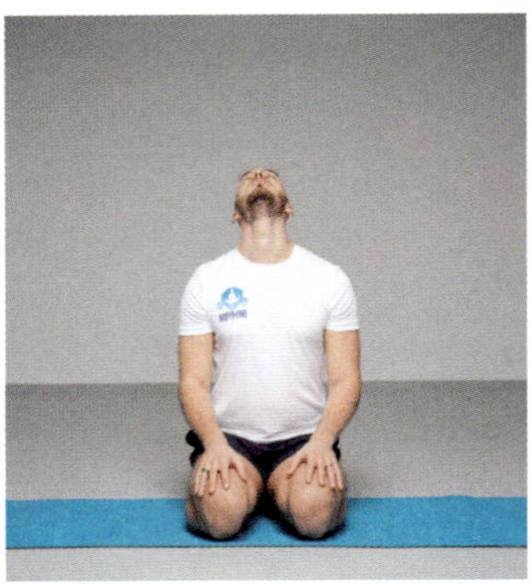

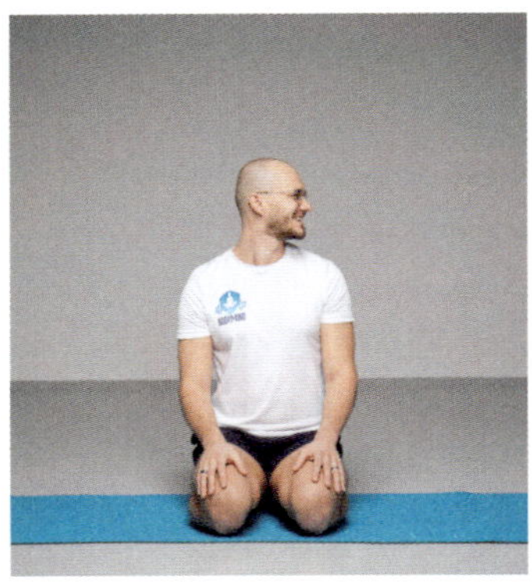

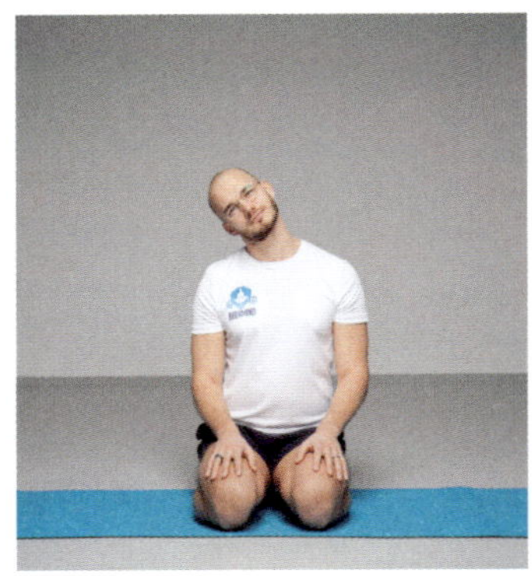

6. Schulterblatt-CARs

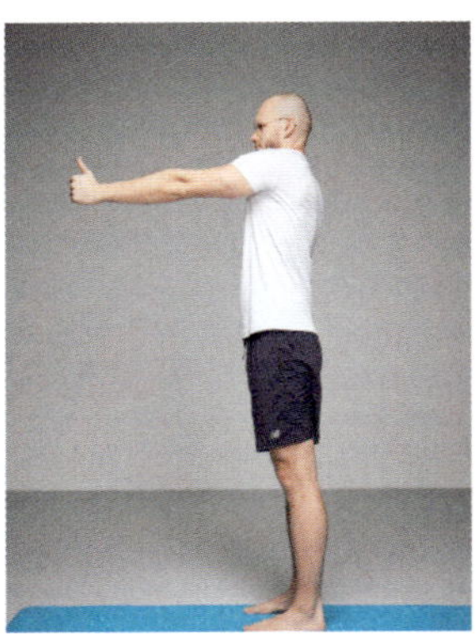

DAS PROGRAMM FÜR LÄUFER – LÄUFT WIE GESCHMIERT

Leider machen wir oft den Fehler, ohne Überleitung vom Bürostuhl oder von der Couch in die Laufklamotten zu springen. Wir sollten zwar stets bereit sein, uns auch ohne langes Aufwärmen zu bewegen, oftmals finden das unsere Muskeln, Bänder und Sehnen aber nicht ganz so toll, und das Verletzungsrisiko steigt. Teilweise erhöht eine solche Laufeinheit auch eher das körperliche Stresslevel, und die ersehnte Entspannung danach lässt möglicherweise auf sich warten.
Während jedem professionellen Läufer klar ist, dass beim Laufen der ganze Körper trainiert sein sollte – auch die Körperbereiche oberhalb der Hüfte, weil hier die Stabilität wichtig ist –, ist für den Hobbyläufer meist die Aktivierung des Unterkörpers entscheidend. Bevor du dich also komplett unvorbereitet in ein Laufabenteuer stürzt, solltest du zumindest die folgenden Bereiche aktivieren.

1. Zehenspiel

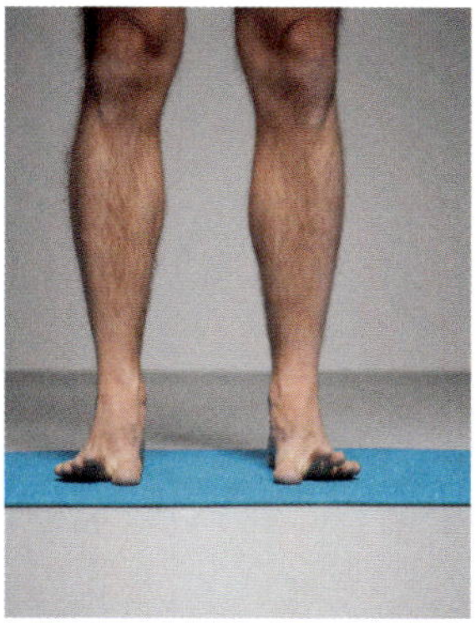

2. Seitliches »Abknicken« der Sprunggelenke

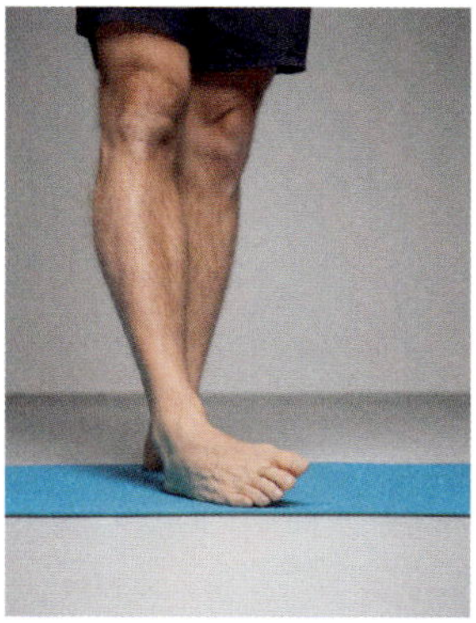

3. Fersensitzvarianten

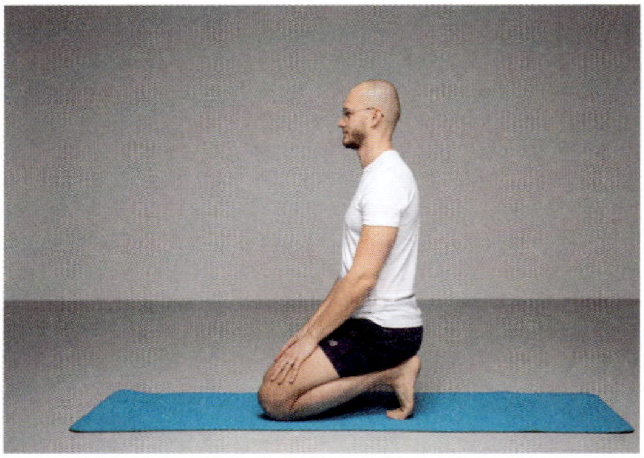

4. Stehender Kniekreisel

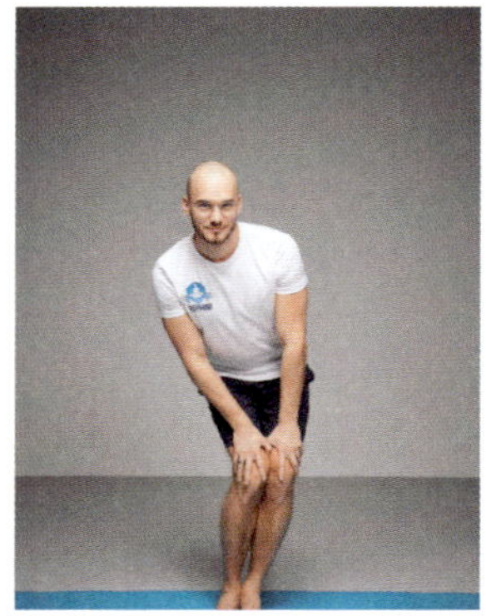

5. Hip Circle »Acht«

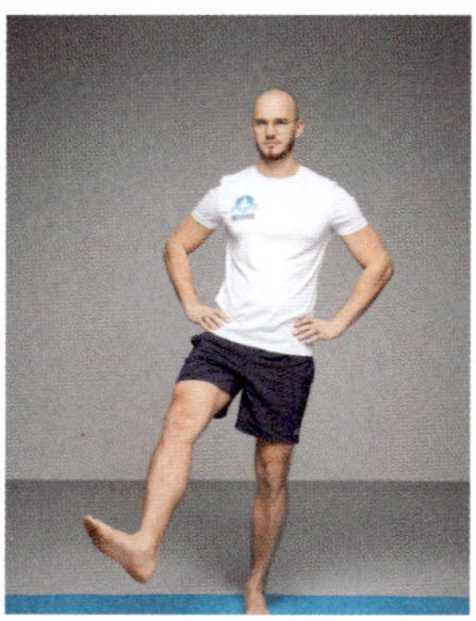

6. Liegende Hüftstreckung

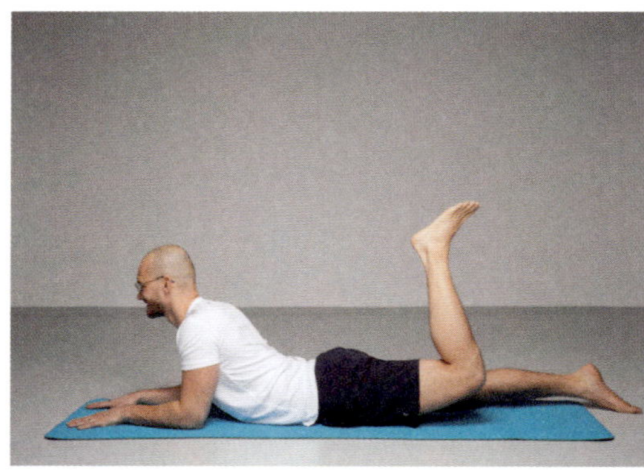

7. »Good Morning«

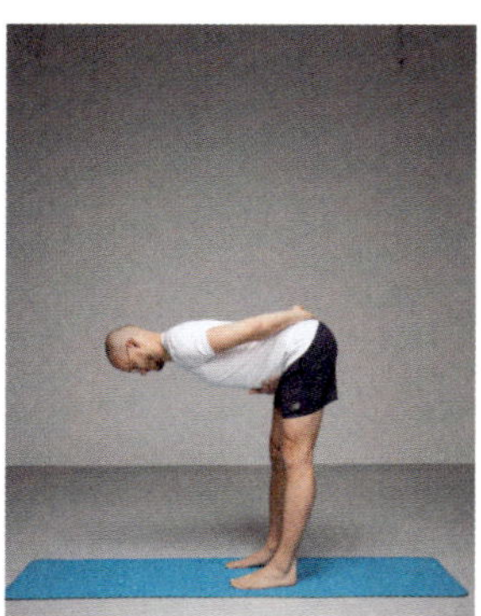

DANK

Von der Idee bis zur Entstehung dieses Buches haben mich viele fleißige Helfer unterstützt, denen ich ohne Wertigkeit der Reihenfolge aufrichtig danken möchte.

Danke an Dr. Katharina Kessel, die von Sekunde eins Feuer und Flamme war, mich bei diesem Projekt zu unterstützen, und mir nicht nur bei den wissenschaftlichen Recherchen und dem Schreibprozess geholfen, sondern mich auch mit vielen interessanten Fakten und neuen Erkenntnissen bereichert hat.

Danke an Alexandra Bauer für das Schreiben und In-Form-Bringen dieses Buches sowie für den sympathischen und stets lockeren Umgang in unseren regelmäßigen Zoom-Calls.

Danke an Christian Kaufmann, der mir das Fotoshooting so angenehm wie möglich gestaltete und mich mit amüsanten Backgroundstorys über Münchener Lokalgrößen vorzüglich unterhalten hat.

Danke an Jennifer Grünwald und den gesamten Droemer Knaur Verlag, mir die Möglichkeit zu geben, mit diesem Buch mehr Menschen zu Bewegung und Beweglichkeit zu motivieren.

Und danke natürlich an meine Familie: meinen Vater, der mich von klein auf zu Bewegung motiviert hat, ohne dabei dogmatisch zu sein; meine Mutter, die mich zu einem gesunden Lebensstil erzogen hat. Und last, but not least, meine Frau, die mir - zugegebenermaßen doch etwas komischem Vogel - stets den Freiraum gewährt, meine Ideen in die Tat umzusetzen.

ANMERKUNGEN

1 Vgl. Max-Planck-Institut für Biologie des Alterns: *Wie altern wir? Die Kennzeichen des Alterns,* © 2023, https://www.age.mpg.de/de/gesund-alt-werden/was-ist-altern/wie-und-warum-altern-wir (Zugriff: 9.6.2023).

2 Sinclair, David A.: *Das Ende des Alterns. Die revolutionäre Medizin von morgen,* Köln 2020.

3 Attia, Peter: *Outlive. The Science & Art of Longevity,* Toronto 2023.

4 World Health Organization (WHO): *Global Status Report on Physical Activity 2022,* 19. 10. 2022, https://www.who.int/teams/health-promotion/physical-activity/global-status-report-on-physical-activity-2022 (Zugriff: 9.6.2023).

5 Vgl. Buettner, Dan: *Das Geheimnis der 100-Jährigen. Entdeckungsreise in die Blue Zones der Welt. Wie man es schafft, gesund und länger zu leben,* München 2023.

6 Longo, Prof. Dr. Valter: *Iss dich jung. Wissenschaftlich erprobte Ernährung für ein gesundes und langes Leben. Die Longevità-Diät,* München 2018.

7 Albrecht, Jörg: »Mit hundert hat man noch Träume«, *Frankfurter Allgemeine Zeitung,* 1. 9. 2009, https://www.faz.net/aktuell/wissen/leben-gene/alte-menschen-mit-hundert-hat-man-noch-traeume-1843163-p2.html (Zugriff: 9. 6. 2023).

8 Volpi, Elena, et al.: »Muscle Tissue Changes with Aging«, *Current Opinion in Clinical Nutrition and Metabolic Care,* 7 (4), 2004, S. 405–410, https://doi.org/10.1097/01.mco.0000134362.76653.b2.

9 Vgl. Naruse, Masatoshi, et al.: »Muscle Group-Specific Skeleteral Muscle Aging: A 5-Yr Longitudinal Study in Septuagenarians«, *Journal of Applied Physiology,* 134 (4), 2023, S. 915–955, https://doi.org/10.1152/japplphysiol.00769.2022.

10 Michalsen, Prof. Dr. Andreas: *Die Natur-Docs. Meine besten Heilmittel für Gelenke. Arthrose, Rheuma und Schmerzen,* Berlin 2022.

11 World Health Organization (Hrsg.): *Global Action Plan on Physical Activity 2018–2030. More Active People for a Healthier World,* PDF, 2018,

https://apps.who.int/iris/bitstream/handle/10665/272722/9789241514187-eng.pdf (Zugriff: 9.6.2023).

12 Vgl. aerzteblatt.de (nec): »WHO gibt neue Aktivitätsempfehlungen heraus – ›für die Gesundheit zählt jede Bewegung‹«, 26.11.2022, https://www.aerzteblatt.de/nachrichten/118657/WHO-gibt-neue-Aktivitaetsempfehlungen-heraus-fuer-die-Gesundheit-zaehlt-jede-Bewegung (Zugriff: 9.6.2023).

13 Vgl. Starrett, Kelly, mit Juliet Starrett und Glen Cordoza: *Sitzen ist das neue Rauchen. Das Trainingsprogramm, um lebensstilbedingten Haltungsschäden vorzubeugen und unsere natürliche Mobilität zurückzugewinnen,* München 2016; Starrett, Kelly, mit Glen Cordoza: *Werde ein geschmeidiger Leopard. Die sportliche Leistung verbessern, Verletzungen vermeiden und Schmerzen lindern,* München 2016.

14 Vgl. Rathgeb, Thomas, et al.: KIM-*Studie 2020. Kindheit, Internet, Medien. Basisuntersuchung zum Medienumgang 6- bis 13-Jähriger,* hrsg. v. Medienpädagogischen Forschungsverbund Südwest (mpfs), PDF, 2021, https://www.mpfs.de/studien/kim-studie/2020/ (Zugriff: 9.6.2023).

15 Vgl. Rathgeb, Thomas, et al.: JIM-*Studie 2020. Jugend, Information, Medien. Basisuntersuchung zum Medienumgang 12- bis 19-Jähriger,* hrsg. v. Medienpädagogischen Forschungsverbund Südwest (mpfs), PDF, 2020, https://www.mpfs.de/studien/jim-studie/2020/ (Zugriff: 9.6.2023).

16 Vgl. Wittershagen, Michael: »Fast jeder zweite Deutsche treibt keinen Sport«, *Frankfurter Allgemeine Zeitung,* 30.11.2022, https://www.faz.net/aktuell/sport/mehr-sport/fast-jeder-zweite-in-deutschland-treibt-keinen-sport-18496942.html (Zugriff: 10.6.2023).

17 Vgl. Global Status Report on Physical Activity 2022, a.a.O.

18 Vgl. zum Beispiel Boyle, Mike: »Advances in Functional Training Excerpt«, *otp – on target publications,* o. D. (2022), https://www.otpbooks.com/advances-in-functional-training-excerpt/ (Zugriff: 10.6.2023).

19 Vgl. »The McGill Pain Questionnaire«, o. D., https://www.sralab.org/sites/default/files/2017-07/McGill%20Pain%20Questionnaire%20%281%29.pdf; Deutsche Schmerzgesellschaft e.V.: »Deutscher Schmerzfragebogen«, o. D., https://www.schmerzgesellschaft.de/schmerzfragebogen; painDETECT: »Schmerz-Fragebogen«, 2006, https://www.statconsult.de/pdq/ (Zugriff: 10.6.2023).

20 Warraich, Haider: *The Song of Our Scars. The Untold Story of Pain,* New York 2022.

21 Vgl. Deutsche Schmerzliga e. V.: *Was ist Schmerz?,* 2023, https://schmerzliga.de/was-ist-schmerz/?highlight=chronischer%20schmerz (Zugriff: 10.6.2023).

22 Max-Planck-Gesellschaft: *Das Gehirn,* 2023, https://www.mpg.de/gehirn (Zugriff: 10.6.2023).

23 Vgl. zum Beispiel Engel, George L.: »The Need for a New Medical Model: A Challenge for Biomedicine«, *Science,* 196 (4286), 1977, S. 129–136, https://doi.org/10.1126/science.847460 (Zugriff: 10.6.2023).

24 Vgl. Pontzer, Herman: *Burn. The Misunderstood Science of Metabolism,* Dublin 2021.

25 Lieberman, Daniel: *Exercised. The Science of Physical Activity, Rest and Health,* New York 2020.

26 Vgl. Steiner, Dr. Ronald: *Der Yoga-Doc. Beweglich und schmerzfrei mit Faszien-Yoga,* München 2020.

27 Bandy, William D., et al.: »The Effect of Time and Frequency of Static Stretching on Flexibility of the Hamstring Muscles«, *Physical Therapy,* 77 (10), 1997, S. 1090–1096, https://doi.org/10.1093/ptj/77.10.1090 (Zugriff: 5.7.2023).

28 Starrett, Kelly, und Juliet Starrett: *Built to Move. The Ten Essential Habits to Help You Move Freely and Live Fully,* New York 2023.

29 Lieberman, a. a. O.

30 Vgl. Destatis: *Die 20 häufigsten Operationen insgesamt,* © 2023, https://www.destatis.de/DE/Themen/Gesellschaft-Umwelt/Gesundheit/Krankenhaeuser/Tabellen/drg-operationen-insgesamt.html (Zugriff: 12.6.2023).

31 Vgl. NDR: *Gelenkschmerzen: Wie entsteht Arthrose?,* 2.11.2020, https://www.ndr.de/ratgeber/gesundheit/Arthrose-Ursachen-und-Entstehung,arthrose166.html (Zugriff: 12.6.2023).

32 Vgl. RKI und Destatis: *Journal of Health Monitoring. Prävalenz von Rücken- und Nackenschmerzen in Deutschland. Ergebnisse der Krankheitslast-Studie* BURDEN *2020*,6 (S3), 2021, https://www.rki.de/DE/Content/Gesundheitsmonitoring/Gesundheitsberichterstattung/

GBEDownloadsJ/JoHM_S3_2021_Rueckenschmerz_Nackenschmerz.pdf?__blob=publicationFile (Zugriff: 12.6.2023).

33 Vgl. ebenda.

34 Vgl. Drake, Nadia: »Prähistorische Frauen hatten stärkere Arme als moderne Athletinnen«, *National Geographic,* 14.12.2017, https://www.nationalgeographic.de/wissenschaft/2017/12/praehistorische-frauen-hatten-staerkere-arme-als-moderne-athletinnen (Zugriff: 13.6.2023).

35 Vgl. Garving, Christina, et al.: »Impingementsyndrom der Schulter«, *Deutsches Ärzteblatt,* 2017, https://www.aerzteblatt.de/archiv/194350/Impingementsyndrom-der-Schulter (Zugriff: 13.6.2023).

36 Vgl. Fuchs, Judith, und Franziska Prütz: »Prävalenz von Gelenkschmerzen in Deutschland«, *Journal of Health Monitoring,* 2 (3), 2017, S. 66–71, https://www.rki.de/DE/Content/Gesundheitsmonitoring/Gesundheitsberichterstattung/GBEDownloadsJ/FactSheets/JoHM_03_2017_Praevalenz_Gelenkschmerzen.pdf?__blob=publicationFile (Zugriff: 13.6.2023).

37 Vgl. Rudolf-Müller, Eva: »Handgelenk«, *NetDoktor,* 15.12.2021, https://www.netdoktor.de/anatomie/handgelenk/ (Zugriff: 13.6.2023).

38 Vgl. statista: »Verteilung von Schmerz in Deutschland nach Körperregion und Geschlecht im Jahr 2017«, © 2023, https://de.statista.com/statistik/daten/studie/896807/umfrage/verteilung-von-schmerz-in-deutschland-nach-koerperregion-und-geschlecht/ (Zugriff: 13.6.2023).

39 Vgl. Die Techniker: »Bruxismus – wenn Zähne knirschen«, 13.10.2021, https://www.tk.de/techniker/gesundheit-und-medizin/behandlungen-und-medizin/zaehne-und-kieferorthopaedie/bruxismus-wenn-zaehne-knirschen-2119258 (Zugriff: 13.6.2023).

40 Vgl. Scharnigg, Max: »Zähne und Zeitgeist. Generation Beißschiene«, *Süddeutsche Zeitung,* 17.3.2023, https://www.sueddeutsche.de/leben/psychologie-gesundheit-burn-out-beissschiene-zahnknirschen-bruxismus-1.5769847 (Zugriff: 13.6.2023).

Alexander Srokovskyi

DAS SCHMERZFREI-GEHEIMNIS

Schmerzen ganzheitlich verstehen und für immer loswerden

Schmerzen sind ein wichtiges Warnsignal unseres Körpers. Wir sollten sie weder ignorieren, noch uns mit ihnen abfinden, denn wir können immer etwas dagegen tun.

Ausgehend von seiner Erfahrung mit Tausenden von Schmerzpatient*innen hat Alexander Srokovskyi, Experte für Physiotherapie und Osteopathie, ein wirkungsvolles Selbsthilfeprogramm für den ganzen Körper entwickelt.

Seine ganzheitlichen Lösungen – insbesondere für Schmerzen im Bewegungsapparat – dauern nur wenige Minuten. Die einfachen, aber effizienten Trainingseinheiten lassen sich ohne komplizierte Hilfsmittel leicht im Alltag anwenden.

KNAUR
MENSSANA

Eva Weinmann

WENN DEIN KÖRPER SICH ERINNERT

Mit traumasensiblem Yoga den Körper wieder als sicheren Ort spüren

Immer wieder erleben sich Menschen als fremd in ihrem eigenen Körper. Manche spüren ihn fast gar nicht mehr, während andere auf innere Blockaden stoßen oder von Körperempfindungen überflutet werden. Das kann ein Zeichen für eine vergangene traumatische Erfahrung oder eine chronische Stressbelastung sein.

Die heilsame Wirkung einer darauf abgestimmten Yogapraxis hilft, den Körper wieder als sicheren Ort zu erleben und eine positive Beziehung zu ihm aufzubauen.

Die erfahrene Therapeutin und Yogalehrerin Eva Weinmann zeigt, wie Betroffene die Haltungen im regulären Yogaunterricht behutsam für sich anpassen, zu Hause achtsam Yoga üben und zur natürlichen Regulation des Nervensystems zurückfinden können.

KNAUR BALANCE